全国普通高等中医药院校药学类专业第三轮规划教材

中药炮制学实验（第3版）

（供中药学、中医学、药学及相关专业用）

U0297389

主　审　陆兔林

主　编　金传山　窦志英

副主编　王光忠　李　林　李越峰　高　慧

编　者　（以姓氏笔画为序）

于　澎（长春中医药大学）　　　　　王　晖（天津中医药大学）

王光忠（湖北中医药大学）　　　　　田连起（河南中医药大学）

朱月健（安徽普仁中药饮片有限公司）刘文革（亳州学院中药学院）

李　林（南京中医药大学）　　　　　李越峰（甘肃中医药大学）

宋艺君（陕西中医药大学）　　　　　张　超（山东中医药大学）

陈　浩（安徽科技学院）　　　　　　陈志敏（成都中医药大学）

林　昶（贵州中医药大学）　　　　　林桂梅（辽宁中医药大学）

金传山（安徽中医药大学）　　　　　周逸群（湖南中医药大学）

赵　清（河北大学中医学院）　　　　段绪红（河北中医药大学）

祝　婧（江西中医药大学）　　　　　高　慧（辽宁中医药大学）

黄　琪（安徽中医药大学）　　　　　梁泽华（浙江中医药大学）

窦志英（天津中医药大学）　　　　　谭　鹏（北京中医药大学）

秘　书　汪小莉（安徽中医药大学）

中国健康传媒集团

中国医药科技出版社

内 容 提 要

　　《中药炮制学实验》是"全国普通高等中医药院校药学类专业第三轮规划教材"之一。本教材内容主要包括总论、中药炮制学传统实验、中药炮制学综合性实验、中药炮制学设计性实验以及中药饮片企业见习等内容。总论主要介绍中药炮制实验室安全要求、中药炮制设备、中药炮制实验报告书写及实验记录规范等；传统实验主要介绍净制、切制、炒制、蒸、煮、燀、水飞、制霜等在内的传统中药炮制方法；综合性实验主要以现代化学、药理学、中药分析学等方法初步阐释中药炮制机理，旨在培养学生对知识的综合运用能力；中药炮制学设计性实验通过引导学生自行设计实验方案、确定实验条件、探究实验机理，旨在培养学生中医药创新思维。

　　本教材实用性强，主要供中医药院校中药学、中医学、药学及相关专业使用，也可作为研究生考试与医药行业培训的参考用书。

图书在版编目（CIP）数据

中药炮制学实验/金传山，窦志英主编．—3 版．—北京：中国医药科技出版社，2023.12

全国普通高等中医药院校药学类专业第三轮规划教材

ISBN 978 - 7 - 5214 - 3993 - 9

Ⅰ．①中…　Ⅱ．①金…②窦…　Ⅲ．①中药炮制学 - 实验 - 中医学院 - 教材　Ⅳ．①R283 - 33

中国国家版本馆 CIP 数据核字（2023）第 130143 号

美术编辑　陈君杞

版式设计　友全图文

出版　**中国健康传媒集团** | 中国医药科技出版社

地址　北京市海淀区文慧园北路甲 22 号

邮编　100082

电话　发行：010 - 62227427　邮购：010 - 62236938

网址　www.cmstp.com

规格　889mm×1194mm $\frac{1}{16}$

印张　5 $\frac{1}{2}$

字数　157 千字

初版　2015 年 1 月第 1 版

版次　2024 年 1 月第 3 版

印次　2024 年 1 月第 1 次印刷

印刷　天津市银博印刷集团有限公司

经销　全国各地新华书店

书号　ISBN 978 - 7 - 5214 - 3993 - 9

定价　**39.00** 元

获取新书信息、投稿、为图书纠错，请扫码联系我们。

出版说明

"全国普通高等中医药院校药学类专业第二轮规划教材"于2018年8月由中国医药科技出版社出版并面向全国发行，自出版以来得到了各院校的广泛好评。为了更好地贯彻落实《中共中央 国务院关于促进中医药传承创新发展的意见》和全国中医药大会、新时代全国高等学校本科教育工作会议精神，落实国务院办公厅印发的《关于加快中医药特色发展的若干政策措施》《国务院办公厅关于加快医学教育创新发展的指导意见》《教育部 国家卫生健康委 国家中医药管理局关于深化医教协同进一步推动中医药教育改革与高质量发展的实施意见》等文件精神，培养传承中医药文化，具备行业优势的复合型、创新型高等中医药院校药学类专业人才，在教育部、国家药品监督管理局的领导下，中国医药科技出版社组织修订编写"全国普通高等中医药院校药学类专业第三轮规划教材"。

本轮教材吸取了目前高等中医药教育发展成果，体现了药学类学科的新进展、新方法、新标准；结合党的二十大会议精神、融入课程思政元素，旨在适应学科发展和药品监管等新要求，进一步提升教材质量，更好地满足教学需求。通过走访主要院校，对2018年出版的第二轮教材广泛征求意见，针对性地制订了第三轮规划教材的修订方案。

第三轮规划教材具有以下主要特点。

1.立德树人，融入课程思政

把立德树人的根本任务贯穿、落实到教材建设全过程的各方面、各环节。教材内容编写突出医药专业学生内涵培养，从救死扶伤的道术、心中有爱的仁术、知识扎实的学术、本领过硬的技术、方法科学的艺术等角度出发与中医药知识、技能传授有机融合。在体现中医药理论、技能的过程中，时刻牢记医德高尚、医术精湛的人民健康守护者的新时代培养目标。

2.精准定位，对接社会需求

立足于高层次药学人才的培养目标定位教材。教材的深度和广度紧扣教学大纲的要求和岗位对人才的需求，结合医学教育发展"大国计、大民生、大学科、大专业"的新定位，在保留中医药特色的基础上，进一步优化学科知识结构体系，注意各学科有机衔接、避免不必要的交叉重复问题。力求教材内容在保证学生满足岗位胜任力的基础上，能够续接研究生教育，使之更加适应中医药人才培养目标和社会需求。

3.内容优化，适应行业发展

教材内容适应行业发展要求，体现医药行业对药学人才在实践能力、沟通交流能力、服务意识和敬业精神等方面的要求；与相关部门制定的职业技能鉴定规范和国家执业药师资格考试有效衔接；体现研究生入学考试的有关新精神、新动向和新要求；注重吸纳行业发展的新知识、新技术、新方法，体现学科发展前沿，并适当拓展知识面，为学生后续发展奠定必要的基础。

4.创新模式，提升学生能力

在不影响教材主体内容的基础上保留第二轮教材中的"学习目标""知识链接""目标检测"模块，去掉"知识拓展"模块。进一步优化各模块内容，培养学生理论联系实践的实际操作能力、创新思维能力和综合分析能力；增强教材的可读性和实用性，培养学生学习的自觉性和主动性。

5.丰富资源，优化增值服务内容

搭建与教材配套的中国医药科技出版社在线学习平台"医药大学堂"（数字教材、教学课件、图片、视频、动画及练习题等），实现教学信息发布、师生答疑交流、学生在线测试、教学资源拓展等功能，促进学生自主学习。

本套教材的修订编写得到了教育部、国家药品监督管理局相关领导、专家的大力支持和指导，得到了全国各中医药院校、部分医院科研机构和部分医药企业领导、专家和教师的积极支持和参与，谨此表示衷心的感谢！希望以教材建设为核心，为高等医药院校搭建长期的教学交流平台，对医药人才培养和教育教学改革产生积极的推动作用。同时，精品教材的建设工作漫长而艰巨，希望各院校师生在使用过程中，及时提出宝贵意见和建议，以便不断修订完善，更好地为药学教育事业发展和保障人民用药安全有效服务！

数字化教材编委会

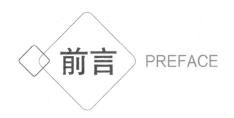

前言 PREFACE

全国普通高等中医药院校药学类专业第三轮规划教材《中药炮制学实验》聚焦立德树人、注重传承创新、体现纸数融合、联系教学实际，为适应我国高等中医药教育发展的需要，全面推进素质教育，培养21世纪高素质创新型中医药人才，由来自全国十余所中医药院校的同行专家、教授编写而成。本教材可供全国高等中医药院校、医学院校及综合院校开设的中医药学类相关专业使用。

本教材编写遵循"教学性、系统性、逻辑性"三大原则，严格按照教学规律，突出重点，精简内容，严谨求实的要求。《中药炮制学实验》主要内容包括总论、中药炮制学传统实验、中药炮制学综合性实验、中药炮制学设计性实验以及中药饮片企业见习等。

本教材与上版教材相比，不仅实验的数量有所增加，且在具体实验操作上融合全国中医药院校药学/中药学专业实验技能大赛相关要求，体现"训赛合一"的要求。教材内容进一步体现了传统炮制技术与现代实验研究的有机结合，所收录的与饮片生产企业相关的实验可以作为学生进行实习的参考资料。本教材为书网融合教材，即纸质教材有机融合数字资源，学生可通过扫描书中二维码进行相关内容学习。

本教材的总论由窦志英、高慧、王晖编写；中药炮制学传统实验由王晖、谭鹏、张超、刘文萍、王光忠、林昶、高慧、于澎、李林、梁泽华、田连起、周逸群、赵清、段绪红等编写；中药炮制学综合性实验由金传山、陈浩、宋艺君、王晖、陈志敏、谭鹏、林桂梅、黄琪等编写；中药炮制学设计性实验由李越峰、祝婧、李林等编写；中药饮片企业见习由朱月健、金传山、李林、汪小莉等编写。本教材由金传山、窦志英负责最终统稿，黄琪、汪小莉、刘文萍等协助。本教材编写过程中得到了参编院校各级领导的大力支持，在此深表谢意。

近年来中药炮制学学科发展迅速，科研成果日新月异，编写过程中疏漏之处在所难免，恳请各院校在使用本教材过程中通过教学实践，不断总结经验，并不吝赐教，以便修订提高。

编　者
2023 年 11 月

CONTENTS 目录

第一章 总 论

◈ 第一节 中药炮制实验室安全要求

一、中药炮制实验室安全要求

（1）进入实验室必须按要求穿好实验服，不得穿凉鞋、高跟鞋或拖鞋；留长发者应束扎头发。

（2）进入实验室后必须严格遵守实验室规则，禁止喧哗，禁止饮食，禁止吸烟，禁止做与实验、研究无关的事情。

（3）进入实验室要熟悉实验室及其周围环境，熟知电闸、水闸、煤气或天然气开关、通风设备开关、急救箱、灭火器材、紧急洗眼装置和冲淋器的位置，以及紧急情况下的逃离路线和紧急应对措施。铭记急救电话 119/120/110。

（4）实验前认真阅读实验教材，明确实验目的、要求、方法和操作步骤，结合实验内容复习相关理论知识，预测实验各步骤可能出现的情况。

（5）准备好实验仪器、试剂、药品、工具等，并保持实验室的整洁，注意维护实验台面和仪器的清洁，以利于实验进行。

（6）实验时认真听从实验指导教师对实验内容的讲解，明确实验原理、操作方法、注意事项等。严格遵守操作规程，特别是称取或量取药品，在拿取、称量、放回时应进行三次认真核对，以免发生差错。称量任何药品，在操作完毕后应立即盖好瓶塞，放回原处，凡已取出的药品不能再倒回原瓶；公共仪器（如抽滤装置、色谱仪等）和特殊试剂（显色试剂等）应按照实验要求在指定地点使用。

（7）实验中要以严肃认真的科学态度进行操作，不得随便离开岗位，要密切注意实验的进展情况。联系课堂讲授内容进行思考，对实验中出现的问题进行分析讨论，详细记录实验数据。实验记录要求简明扼要，完整、准确，字迹整洁。如实验失败时，先要找出失败的原因，考虑如何改正。

（8）严格遵守实验室的规章制度，包括报损制度、赔偿制度、清洁卫生制度、安全操作规则以及课堂纪律等。

（9）注意节约，爱护公物，尽力避免破损，实验室的药品、器材、用具以及实验成品，一律不准擅自携出室外。

（10）实验后须及时提交实验报告，实验报告的内容应包括实验名称、实验目的、仪器设备、试剂、使用的药材（饮片）及辅料、实验内容（包括实验原理、方法步骤、结果）、讨论（对实验结果的分析、实验操作中应注意的事项、对实验原理进行探讨等内容）。

（11）实验完成后应及时整理实验物品和仪器，检查水源、火源、电源和通风设备等，打扫实验室卫生，妥善处理废弃物品，经指导教师同意关好门、窗方能离开实验室。

二、中药炮制实验室的意外事故的防范和处理

1. 失火 若实验室不慎失火，要立即组织灭火，尽快移开可燃物，切断电源或关闭煤气阀门，以

防火势扩大。灭火的方法可根据情况而定，一般小火用湿布、石棉布或沙覆盖燃烧物即可，火势大时可用泡沫或干粉灭火器灭火。但要注意电器设备所引起的火灾，不能用泡沫灭火器，以免触电。可先切断电源，再用二氧化碳或四氯化碳灭火器灭火。若衣服着火时，应立即用石棉布或厚外衣盖熄，火势较大时，应卧地打滚。火势较大时，则应立即报警；若有伤势较重者，应立即送医院。

2. 触电　立即切断电源，将触电者与电源隔离。必要时进行人工呼吸；当发生的事情较严重时，做了上述急救后速送医治疗。

3. 烫伤　轻微烫伤可先用清水冲洗，再涂上烫伤膏或红花油，注意不能把烫起的水泡戳破，避免感染。若烫伤严重，应及时送医治疗。

4. 割伤　伤口有异物者要先取出伤口内的异物，小伤口用清水或生理盐水冲洗，之后涂抹红药水、消炎粉、消炎膏、创可贴。若伤口过大，则先用酒精在伤口周围清洗消毒，再用纱布按压伤口止血，立即送医治疗。

5. 强酸致伤　少量溅在皮肤上立即用大量清水冲洗，再用5%碳酸氢钠溶液冲洗，或用稀氨水冲洗，最后用水冲洗。溅在眼睛上，抹去眼睛外面的酸性物质，并用清水冲洗，以洗眼器对准眼睛用水冲洗，再用稀碳酸氢钠洗涤，再滴少量麻油。若酸液溅到衣物上，应迅速脱下用水冲洗，再用稀碱水洗，之后用清水洗净。

6. 强碱致伤　少量溅在皮肤上用1%醋酸溶液或3%硼酸溶液冲洗，最后用水冲洗。如果溅入眼内，抹去眼睛外面的碱性物质，用2%硼酸溶液冲洗，以洗眼器对准眼睛用水冲洗。

7. 动物致伤　被实验动物咬伤、抓伤时，应及时挤出伤口血液，用20%肥皂水或其他弱碱性清洁剂和具一定压力的流动水交替清洗、冲洗伤口，再用碘伏或75%酒精消毒伤口，尽快去卫生疾控部门做进一步处理，必要时注射出血热疫苗、狂犬病疫苗。

8. 中毒　若误服有毒物品，应立即吐出来，用水冲洗口腔；若已吞下，应根据毒物的性质服解毒剂，并立即送医院急救。若吸入有毒气体，应立即转移到室外，解开衣领，呼吸新鲜空气。休克者应施以人工呼吸，但不要用口对口法。吸入少量氯气、溴蒸气者，可用稀碳酸氢钠溶液漱口；误食酸或碱，不要催吐，马上大量饮水，误食碱者可喝些牛奶，误食酸者，饮水后再服用氢氧化镁乳剂，再饮服牛奶；砷和汞中毒者应立即送医急救。

⫸ 第二节　中药炮制设备

一、传统中药炮制工具及设备

中药炮制作为一门历史悠久的制药技术，我国的制药先辈们设计制造了大量适用于炮制的各种工具、设备。这些传统工具、设备在手工作坊时期，为保证饮片的质量起到了重要的作用，其中有些传统工具至今仍在使用，尤其是在小剂量、临方炮制时有着广泛的应用。

（一）碾捣、切制工具

1. 乳钵（研钵）　乳钵为研磨药物所用的工具，用于制取细粉，也可用于水飞、乳化等。大多为粗瓷制品，亦有石材、玉石、玛瑙等材质的，配有槌棒。乳钵大小不一，大号的直径有50cm，深约17cm，一般备有钵架；中号的直径18cm，深6.7cm；小号的直径15cm，深4.3cm，或直径10cm，深3.3cm。见图1-1。

2. 冲钵（俗称铜冲筒、铜药冲、铜冲、铜杵）　冲钵包括冲筒及杵槌两部分。冲筒系铜制圆筒，高23～26cm，直径10～14cm，上有盖，盖顶有圆孔，铜杵槌由此穿过，可防止药物飞溅。适用于配方或少量捣杵药物，以熟铜制品为佳，生铜制品易破碎脱底。见图1-2。

3. 铁研船（铁研槽、铁船、研槽） 铁研船多系用生铁铸成，分研槽、研盘两部分。研槽形状如船形，可大可小，一般以1m长、中部宽约20cm较适宜踏研。研盘在研船（槽）中以人力滚动时兼具截切、轧压和研磨等作用。铁研船占地少，单人即可操作，粉碎度较细，是一种传统的以人力为主粉碎药物的常用工具，对于小作坊生产，十分实用。见图1-3。

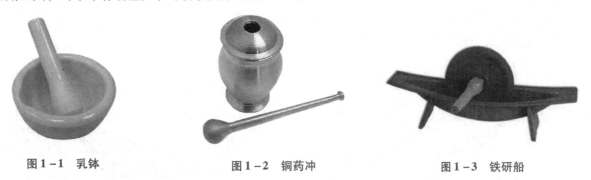

图1-1 乳钵 图1-2 铜药冲 图1-3 铁研船

4. 石磨、石碾 粉碎药物的工具，也可在除去果壳、木心等时使用。现在多用电动石磨碾药。见图1-4。

5. 石臼 用粗糙的大石块凿成，方形或圆形，中有凹窝。大型的多用脚踏，系将石臼固定于一处，装置踏板一块，踏板前端正对石臼处，装一石杵，利用杠杆原理，撞击药物。小型的可用手春，只需石臼和杵，不用木架等设备，适用于少量药物的粉碎。见图1-5。

6. 磨池 由粗石凿成，形如砚台，长27～34cm，宽11～14cm，厚6.7～10cm，四方平整，上面略凹，前端中部有突出小嘴，可流药汁。适用于水磨药物。见图1-6。

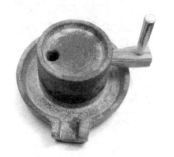 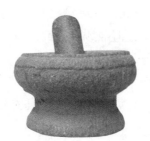 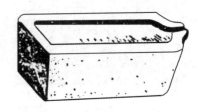

图1-4 石磨、石碾 图1-5 石臼 图1-6 磨池

7. 切药刀 切药刀分刀身、刀床、刀脑三部分。刀身即刀片，又称刀叶子，略呈长方形，后上端竖立刀柄，稍向前弯，前下端微有小角突出（俗称刀鼻），上开一小孔，与刀床前端之刀脑相联合，组成铡刀状，为切制饮片的主要工具。简单的切药刀也有直接用片刀的。切药刀一般带有几种附件，即竹把子、刀撮子、竹簸箕、磨刀石等。见图1-7。

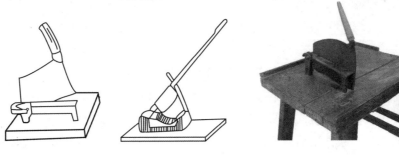

图1-7 切药刀

此外还有竹刀、瓷片刀等，用于忌铁器药物去皮、核、瓢的加工处理。

8. 蟹爪钳（扁夹钳、槟榔钳） 蟹爪钳由具有弹性的薄铁皮制成，上下对折，前端有锯齿形咬口，宽 3～4cm，长约 16cm，为切药时钳夹药物所用，如制槟榔、青皮、山楂、泽泻等团块状的药物时。见图 1-8。

9. 镑刀 系在一块长 50cm、宽 6～7cm、厚 3～4cm 的木条上，每隔 1.5cm，装置高约 3～4cm，宽度与木条宽度相同之刀片约 20 个。使用时药料在镑刀上擦动，即可镑成薄片。一般多用于粉碎动物角类或质地坚硬的药材，如水牛角、沉香之类。见图 1-9。

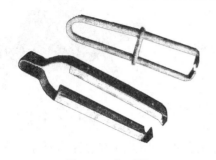

图 1-8　蟹爪钳

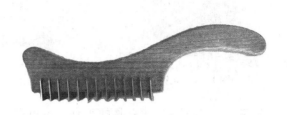

图 1-9　镑刀

（二）炮炙设备及工具

1. 炒药锅、炒药灶 炒药锅常用的有两种。一种是有耳的锅，口径较小，约 50cm，供炒、煅少量药物使用，适于灶台或大风炉上，比较方便灵活。另一种是无耳的平口锅，口径较大，66～100cm，供炒、煮、炮、煅、炙、蒸、煨、焙使用，多置于固定灶台上。

炒药锅有平放、斜放两种。南方一般习惯用平锅，药物接触锅面大，受热均匀；北方多用斜锅，药料常堆聚下方，受热不均，但翻炒、盛取药物比较便利。可用煤火或炭火作为热源炒药，如斜面灶；现代炒少量药多用电、煤气、液化气等加热源见图 1-10。

炒药常配的工具有铁铲、炊帚、药匾、刷子等。炊帚见图 1-11。

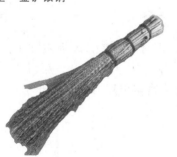

图 1-10　胡庆余堂"金铲银锅"

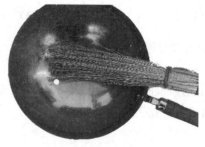

图 1-11　炊帚

2. 煅药罐 常见的如阳城罐（以山西省阳城的陶罐著称而得名），俗称嘟噜，为陶制圆筒状罐子，中部膨大，口部与底部略小。阳城罐有大小数种，可根据需要选择。见图 1-12。

此外还有铁汤罐，上部呈圆筒状，下部较狭，直径 16～34cm，深度 26～50cm，适用于煅制容易爆碎的药物。煅药时常备铁钩，系铁制细圆杆，前端弯曲，成一双钩，为钩提煅药罐或翻动药物之用。见图 1-13。

3. 木蒸甑 呈圆筒形，上面有盖，底部有屉，用以置锅上蒸制药物。见图 1 - 14。

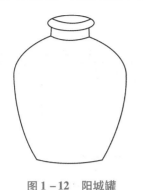

图 1 - 12 阳城罐

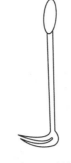

图 1 - 13 铁钩

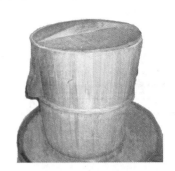

图 1 - 14 木蒸甑

（三）干燥设备

1. 木烘箱、木烘桶 用于熏蒸药物，以防霉杀虫。见图 1 - 15。

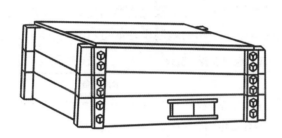

图 1 - 15 木烘箱、木烘桶

2. 烘炕、烘房 用于干燥药材和饮片。传统多用于木炭火加热，药物直接置于砖砌炕上进行干燥，尤其在阴雨、潮湿季节或者不能用晒法干燥的药材和饮片多用此法。也可在整个房间中加装回形散热铁管或火墙，药物置于药架上，使整个房间成为烘房来干燥药材和饮片。

3. 泛丸匾、竹匾 用于盛装药物摊晾进行干燥，还可用作拌衣、泛制水丸等。见图 1 - 16。

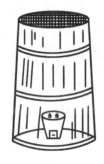

图 1 - 16 竹匾

（四）过筛及其他工具

1. 药筛 用于筛选药物，进行大小分档，或除去药物中的碎屑、砂土，以及炒药后除去辅料等。药筛的孔眼大小有多种规格，可用竹编、马尾编、绢丝编、铜编、钢丝编等。

2. 剪刀、镊子、小刀等 这些工具常用于挑选、净制药材。

3. 枳壳钳 枳壳钳形如铡刀，上、下均为扁平阔厚之铁板，长约尺余，宽约 2 寸，两层对合面刻有斜形纵横交叉纹，下层前后端钉脚将钳固定在宽厚的木座上。钳的上层后端有木柄，前端有鼻，与下层的前端相连接，一般用于压扁枳壳一类的药物。见图 1 - 17。

4. 竹茹刀 竹茹刀形狭长微弯，具有双柄，上方为刀背，下方为刀口，长约 1.2 尺，宽约 3 寸，专为刮取竹茹之用。

5. 龟刮板 龟刮板呈扁平条状，前端较阔，约 1.5 寸，翘起呈钩形，有薄刀口，专为刮龟板或其他骨类药物皮肉筋膜所用。

6. 闸钳 闸钳亦称铡剪，状如铡刀，刀厚而坚，形狭长，前端与下面垫条相连，供钳破坚硬药物之用。见图 1 - 18。

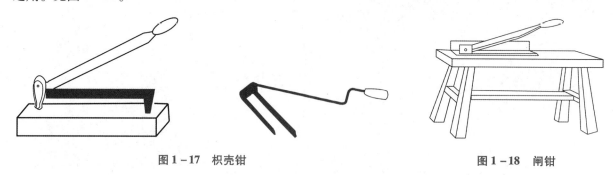

图 1 - 17　枳壳钳　　　　　　　　　　　　　　图 1 - 18　闸钳

二、现代中药炮制生产设备

随着时代的发展，中药炮制也逐步从传统的作坊式加工转向现代的机械化生产。因此，可以适应大生产的炮制设备应运而生。炮制设备是中药饮片企业的硬件基础。炮制设备发展到现在，已经研制出多种炮制设备供中药饮片生产企业使用，很大程度上解决了饮片规模化生产与传统炮制机具生产能力低的问题，为中药炮制的产业化和规模化做出了重要贡献。常用的炮制设备如下（表 1 - 1）。

表 1 - 1　常用炮制设备一览表

制法	方式	常用设备
净制	风选	变频卧式风选机、变频立式风选机、变频吸风式风选机
	水选	循环水洗药机、不锈钢洗药水槽
	筛选	柔性支承斜面筛选机、电机振动筛选机、往复振动筛选机
	挑选	不锈钢挑选机、机械化挑选机
	磁选	带式磁选机、棒式磁选机
切制	软化	水浸式润药机、气相置换式润药机
	往复切片	柔性带往复式切药机、金属履带往复式切药机
	旋转切片	转盘式切药机、旋料式切片机
碎制	破碎	颚式破碎机、挤压式破碎机（压扁机）
	粉碎	球磨机、锤式粉碎机
干燥	间歇干燥	封闭式烘干箱、敞开式烘干箱、滚筒式烘焙机
	连续干燥	网带式烘干机、转筒式烘干机
炒制	旋转式炒药	转筒式炒药机、转鼓式炒药机
炙制	炙药	转鼓式炙药机、平转式炙药机
煅制	中低温	中低温煅药锅
	高温	反射式高温煅药炉
蒸煮	蒸	电加热蒸药箱、蒸气蒸药箱、电气两用蒸药箱
	煮	可倾式蒸煮锅

（一）净制设备

1. 风选设备　风选设备是利用不同形状、不同粒度的物料在气流作用下，产生的位移程度不同的原理进行设计的主要用于质量、体形差异大的物料，尤其是同等体形而质量差异大的物料，也可以对药材、半成品或饮片，按其体形大小分级，或除去药材、半成品、饮片中的药屑、泥沙、毛发、棉纱等杂物，具有生产能力大、成本低，设备投资和维护费用少的特点。有变频卧式风选机、变频立式风选机和变频吸风式风选机等。风选设备主要由风选箱、振动匀料器、提升机、变频调速风机等组成。调节档有2~5档，可根据不同的药材、不同的形状特性选择合适的风选设备。见图1-19，图1-20。

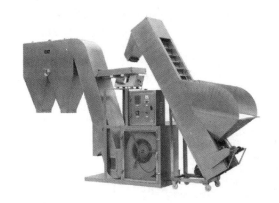

图1-19 立式风选机

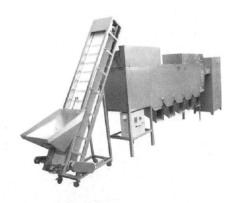

图1-20 卧式风选机

2. 水洗设备 水洗是利用水的浸泡、溶解、卷离等作用，使附着在药材表面的杂物、泥沙等脱离药材表面。主要的水洗设备有循环水洗药机、洗药池等。见图1-21。

循环水洗药机的主体部分是一壁面开有许多小孔的鼓式转筒，由电机通过皮带直接驱动转筒旋转。转筒下部是"V"型水箱，"V"型水箱的水经过泥沙过滤器由水泵将其增压，通过喷淋管、喷嘴喷向转筒内的药材。由于转筒一部分进入水箱，药材被充分浸泡，再通过喷淋水冲刷、转筒旋转使药材相互摩擦，使附着在药材表面的杂物脱落并被水流带走，达到清洗药材之目的。洗药池通常由混凝土制作，内衬不锈钢板。水池底部的排水管道与下水道相连，出口处装有放水阀，下水道上设置沉淀池，以避免泥沙堵塞下水道。进水管道上装有流量计和阀门，可以显示用水量和控制进水。水池的一个侧面通常设有小门，以方便用小车装载药材。在清洗过程中需要人工翻动、搅拌药材，以提高清洗效果。

3. 筛选设备 筛选是因物料（混合物）存在体形差异，物料与筛网之间的相对运动使小于筛网孔的物料与其他较大物料分离的一个过程。根据物料体形选择适当大小的网孔能达到较好的筛选目的。根据筛网在驱动作用下产生的运动轨迹，分为柔性支承斜面筛选机、电机振动筛选机、往复振动筛选机。它们的运动轨迹分别是平面回转运动、上下往复运动、前后或左右往复运动。除了这些运动外，筛网必须与水平面成一定的倾斜角度才能使物料不断地前移。根据物料出口数目，有2、3、4出口之分。筛选设备一般由机架、传动装置、床身、筛网、出料斗等组成。见图1-22。

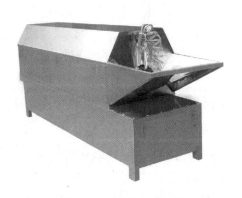

图1-21 循环水洗药机

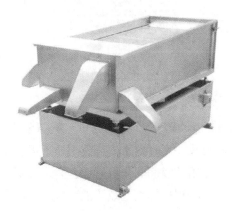

图1-22 三层四出式平面回旋式筛选机

4. 挑选设备 挑选是除去药材杂物的一种方法。被挑选的杂物包括缠绕、夹杂在药材中的杂物和非药用部位等。根据自动化程度高低，分为不锈钢挑选台、机械化挑选机组。挑选台台面一般为1m×2m，分平面、凹面、带落料孔三种形式，机械化挑选机组与不锈钢挑选台相比，增加了提升机送物料、杂质反向输送和磁选功能。见图1－23。

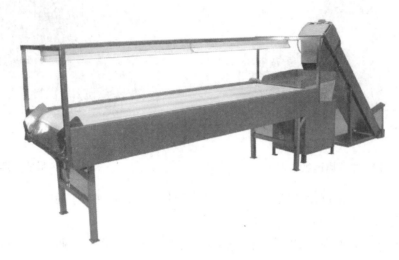

图1－23 机械化挑选机

5. 磁选设备 磁选是利用强磁性材料吸附混合在药材中的铁质杂物，并将其分离的一种方法。磁选的目的，一是为了净制药材或饮片，二是为了避免损坏后续的切制、粉碎等加工机械。

磁选设备主要有带式磁选机、棒式磁选机。其主要部件是磁棒和振动均料器。见图1－24，图1－25。

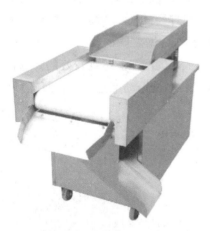

图1－24 带式磁选机

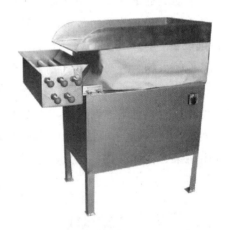

图1－25 棒式磁选机

（二）切制设备

1. 软化设备 除少数药材可趁鲜切制或干切外，大部分干燥的药材，切制前必须进行适当的水处理，使其吸收一定量的水分，达到质地柔软适中，以利于进一步切片。

现代常用的浸润软化机械设备有水浸式润药机、气相置换式润药机等，相比较而言后者较为先进，其工作原理是利用抽真空减压的方法，抽取药材组织间隙中的气体，使其成为负压状态，然后，将水蒸气通入罐内，使其迅速、均匀地进入药材组织内部，提高软化效果。对难润药材可进行多次软化。气相置换式润药机是由方形箱体、气泵及充气式密封机构、真空泵及控制系统、各种电磁阀、报警装置等组成。见图1－26。

2. 切制设备 切制刀具的硬度远远高于药材，刀具接触药材并施加压力，刀刃陷入药材将其切开。

刀刃与药材接触并产生相对运动是切制的基本条件。

现代切药机器种类较多，根据刀具和物料的相对运动方式，分为上下往复式和旋转式切制设备。属于上下往复式的切制设备有柔性带往复式切药机、金属履带往复式切药机等；属于旋转式切制设备的有转盘式切药机、旋料式切片机等。其他还有多功能切药机、刨片机等。

往复式切药机工作原理：原料经传送带间断送料，刀片作同步的上下往复运动而切断药材；通过调节进给机构，可以将药材均匀地切制成不同厚薄、长短规格。旋转式切药机主要由机架、电机、刀片、料斗、转盘、片厚调节机构等组成。见图 1 - 27。

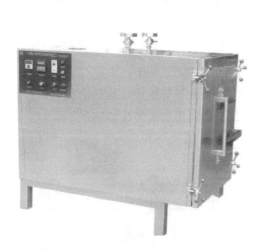

图 1 - 26 水蓄冷真空气相置换式润药机

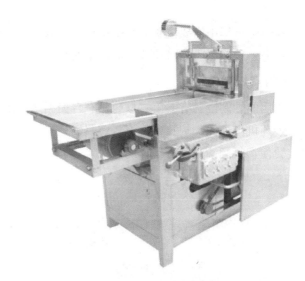

图 1 - 27 柔性带直线往复式切药机

被切制的药材不能混有铁丝、铁块或石子之类的硬性物质，以免损坏刀片。切片厚度在一定范围内可调，调节适宜的刀片厚度和刀角能切出理想片形的饮片。要定期检测切刀的锋利程度，定期磨削切刀。

3. 碎制设备 使药材破碎，达到一定形状大小规格的工艺即为碎制。目前市场上破碎机主要有颚式破碎机、挤压式破碎机、球磨机、锤式粉碎机等，见图 1 - 28，图 1 - 29。后两者属于细粉碎机械，能粉碎出更小更细的颗粒状药物。破碎的原理是通过撞击或挤压力，克服药物分子之间的作用力，使其达到破碎或粉碎的效果。

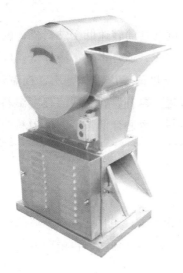

图 1 - 28 颚式破碎机

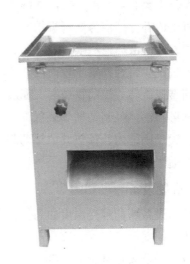

图 1 - 29 挤压式破碎机

（三）干燥设备

干燥原理是将热能作用于含水饮片，部分或全部水分从饮片中逸出而使饮片干燥的过程。根据饮片的烘干作业是连续的还是间歇的可分为连续烘干设备和间歇烘干设备。封闭式烘干箱、敞开式烘干箱和滚筒式烘干箱属于间歇烘干设备；网带式烘干机、转筒式烘干机和翻板式烘干机属于连续烘干设备。见图 1 – 30。

烘干设备主要由热源发生器、烘干箱体等组成。为药材提供热源的有蒸汽、电热、燃油及远红外线等。

在烘干过程中需要注意的是提供热源的温度不能过高，否则饮片会被烤焦或引起有效成分的损失或变化；另外，热源不能对饮片造成污染或起化学反应。

（四）炒制设备

常用的炒制设备有滚筒式炒药机、自控温鼓式炒药机、炒药锅等。见图 1 – 31。

炒药机由炒筒、炉膛、导流板、驱动装置、燃烧器、电控箱及机架等组成，物料由投料口进入，炒筒旋转使物料翻滚受热达到炒制的效果，当炒筒作反向转动时，物料便自动排出炒筒外。

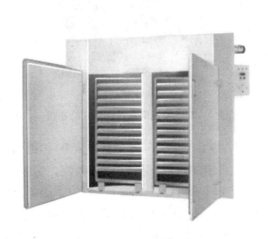

图 1 – 30　热风循环烘箱

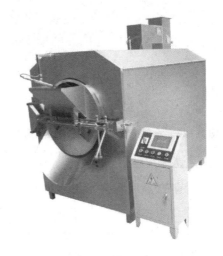

图 1 – 31　智能化红外控温炒药机

（五）炙制设备

炙制设备主要有炙药机与炙药锅两种。见图 1 – 32。

炙药机主体部分结构与炒药机相似，不同的是热源的热能强度与炒筒转速低于炒药机，配套液体辅料喷淋装置，以便液体辅料喷淋、浸润、炒制等过程在同一设备完成，适合于醋、酒等低黏度液体辅料炙制。炙制过程先将药物置于炒筒内预热，慢速旋转，达到适宜温度时喷淋液体辅料，控制辅料用量，并保持炒筒慢速旋转，使药物浸润、闷透，然后适当提高炒筒转速，再升温炒至适当程度出料。炙药锅锅体为半球形，锅体外侧是加热装置，适合蜂蜜等高黏度辅料炮制，也适合低黏度液体辅料炮制。操作时先将药物置于锅体内，预热并搅拌药物，待温度适宜时喷淋辅料并搅拌，使药物浸润、拌匀、闷透，再升温炒至适当程度出料。

（六）煅制设备

根据煅药设备所能承受温度的高低分为中低温煅药锅、高温煅药炉。见图 1 – 33。煅药锅主要由电加热、锅体、锅盖及废气处理部分等组成。其工作原理是：由电热丝加热药锅，再由药锅加热药材，根据测温棒及温控器来控制煅制温度，同时由计时器控制煅制时间。

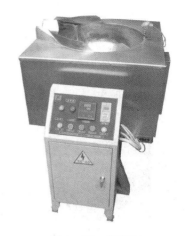

图 1-32 炙药锅

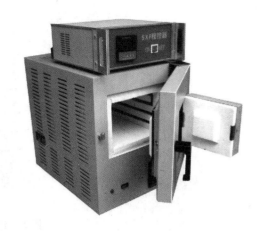

图 1-33 煅药炉

（七）蒸煮设备

1. 蒸制设备 蒸制原理：蒸汽作用于药材，由于蒸汽温度高于药材温度，蒸汽热量传递给药材，水蒸气因放热而液化成水，并被药材吸收。不断地通入蒸汽直至药材被蒸透。药材被蒸透的时间取决于药材形态、大小和装载方式，体型小、比表面积大、装载松散的药材易于蒸透，反之则不易蒸透。

根据热源不同分为电加热蒸药箱、蒸气蒸药箱及电气两用蒸药箱。蒸气蒸药箱是由锅炉产生的蒸气直接通入药箱蒸制的设备；电热蒸药箱是在药箱中放入一定量的水，通过电热管加热产生的蒸气对药材进行蒸制的设备。

蒸药箱主要由控制系统、电加热器或蒸气管路、报警装置等组成。将药材置于密闭的箱体内，通过电加热产生的蒸气或直接使用外部的蒸气对物料在常压下进行蒸制。进水、加热、报警、停机等过程自动完成。见图 1-34。

2. 煮制设备 目前主要的煮制设备是蒸煮锅。见图 1-35。

煮制是将净药材加辅料（或不加辅料）置锅内，加适量清水一起加热至沸腾，并保持沸腾的过程。其原理和蒸制类似，由于液态水的热容量和热传导能力大于水蒸气，故煮透的过程要快于蒸透。

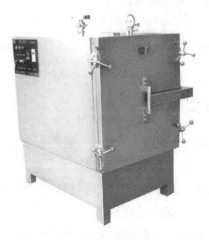

图 1-34 蒸药箱

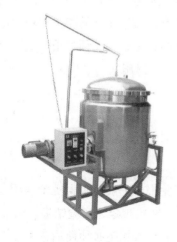

图 1-35 蒸煮锅

（八）其他设备

除了上述用途较专一的设备外，还有很多通用的设备，如废气处理装置、干式除尘机、物料输送机、磨刀机等。见图 1-36。

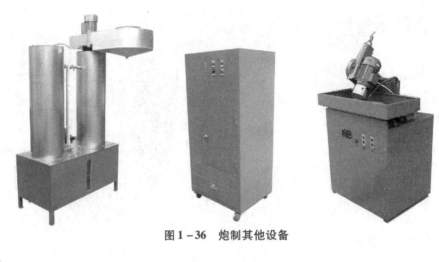

图 1 – 36　炮制其他设备

三、思考题

参考答案

1. 简述传统炮制工具中磨池、木蒸甑、竹匾在药材的炮制中的用途。
2. 简述现代饮片生产中的干燥设备及其主要的工作原理。

◈ 第三节　实验报告的书写与实验记录规范

一、预习实验报告要求

（1）阅读实验教材和教科书中的有关内容。

（2）明确实验目的。

（3）了解实验内容、有关原理、试药和仪器、实验步骤、操作过程和实验时的注意事项。

（4）认真思考和预判实验中可能遇到的问题，提出解决的方案或措施。

（5）认真预习所用到的相关课程的基础知识和操作规范。

（6）书写预习报告。预习报告应包括实验的原理、实验操作流程、操作过程关键技术以及操作过程中的安全保护措施。

二、实验报告的书写要求

（1）实验报告需记录以下内容：实验日期、实验条件（温度、湿度）、实验者班级、实验者姓名、实验者学号。

（2）实验报告一般应包含实验名称、实验目的、实验原理、实验内容、实验材料、实验方法；实验操作过程、实验现象、实验结果、结果分析以及思考题（原始数据记录完整）。

（3）实验报告用笔必须使用蓝色或黑色字迹的钢笔或签字笔，要求用字规范、字迹工整，需涂改处需划横线，不得涂黑。

（4）记录实验过程要详细，包括操作关键环节、观察到的正常和异常现象、对异常现象的处理和产生异常现象的可能原因及影响因素的分析等。

（5）应用本课程和所学过的相关课程的基础知识分析实验结果，作出科学性结论，同时提出自己的见解和存在的问题。

（6）实验报告必须做到及时上交、数据真实、内容完整，防止漏记和随意涂改。严禁伪造和编造数据。

实验报告基本格式

专业：_____　　学号：_____　　　　姓名：_____

地点：_____　　日期：_____

温度：_____　　湿度：_____

实验名称：_____

一、实验目的

二、前期准备工作

三、实验原理

四、实验方法（实验设计）

五、实验结果

六、实验注意事项

七、思考题

指导老师：_____　　　　成绩或评定：_____

第二章 中药炮制学传统实验

中药炮制学传统实验旨在传承传统中药炮制技能，全面掌握各种中药炮制方法和操作关键技术，以及中药炮制品质量要求和炮制作用。从传承中汲取养分，融入现实的需要，形成新的思维和观念，逐步改进和创新，推动中药炮制技术的发展。

实验一 净制、切制

【实验目的】

1. 掌握 中药材净制、饮片切制的基本操作方法；中药饮片类型和干燥方法。

2. 了解 中药材净制、饮片切制的目的和意义。

【前期准备工作】

1. 实验材料准备 煮锅、不锈钢盆、搪瓷盘、药筛、簸箕、刷子、玻璃棒、磁棒、剪子、刀、润药麻布、切药刀（铡刀）、压板、药钳、电子秤。当归、槟榔、白芍、川芎、丹参、甘草、大黄、黄芪、白术、党参、麻黄、荆芥、陈皮、瓜蒌皮等药材。

2. 实验器具清洗 所有净制用具区容量器皿等一律刷洗干净备用。

【净制、切制一般操作】

1. 净制一般操作 取原药材，根据药材特性选用挑选、筛选、风选、水选、磁选等方法，去除杂质、霉变品，得净药材。果实种子类、全草类、树脂类含药屑、杂质不得过3%，根类、根茎类、叶类、花类、藤木类、皮类、动物类、矿物类及菌藻类等含药屑、杂质不得过3%。

2. 切制一般操作 取净制后药材，采用淋法、洗法、泡法、漂法、润法等适宜的软化方法并软化到适宜程度，根据药材的质地及性状，采用适宜的器具切成片（极薄片、薄片、厚片）、块、丝、丁、段等。切制后的饮片采用阴干、晒干或烘干等方法干燥至规定程度，得生饮片。异形片不得超过10%。

【实验方法】

1. 当归 取原药材适量，除去杂质，洗净，稍润，切薄片，低温干燥，放凉，筛去碎屑。本品呈类圆形、椭圆形或不规则薄片。外表皮黄棕色至棕褐色。香气浓郁，味甘、辛、微苦。

2. 槟榔 取原药材适量，除去杂质，洗净，浸、润软化，润透，切薄片，干燥，放凉，筛去碎屑。本品呈类圆形薄片，切面可见棕色种皮与白色胚乳相间的大理石样花纹。气微，味涩、微苦。

3. 白芍 取原药材适量，除去杂质，大小分档，洗净，浸、润软化，润透，切薄片，干燥，放凉，筛去碎屑。本品呈类圆形的薄片。气微，味微苦、酸。

4. 川芎 取原药材适量，除去杂质，大小分档，洗净，浸、润软化，润透，切薄片，干燥，放凉，筛去碎屑。不规则厚片，外表皮黄褐色，有皱缩纹。质坚实。气浓香，味苦、辛，微甜。

5. 丹参 取原药材适量，除去杂质及残茎，洗净，润透，切厚片，干燥，放凉，筛去碎屑。本品呈类圆形或椭圆形的厚片。气微，味微苦涩。

6. 甘草 取原药材适量，除去杂质，洗净，润透，切厚片，干燥，放凉，筛去碎屑。本品呈类圆形或椭圆形厚片，表面黄白色，气微，味甜微苦。

7. 大黄　取原药材适量，除去杂质，大小分档，洗净，浸、润软化，润透，切厚片，低温干燥，放凉，筛去碎屑。不规则厚片或块。本品呈黄棕色或黄褐色，质轻，气清香，味苦而微涩。

8. 黄芪　取原药材适量，除去杂质，洗净，润透，切斜片，干燥，放凉，筛去碎屑。本品呈类圆形或椭圆形厚片。气微，味微甜，嚼之有豆腥气味。

9. 白术　取原药材适量，除去杂质，洗净，润透，切直片，干燥，放凉，筛去碎屑。本品呈不规则厚片。气清香，味甘、微辛，嚼之略带黏性。

10. 党参　取原药材适量，除去杂质，洗净，润透，切段，干燥，放凉，筛去碎屑。本品呈类圆形的厚片，有特殊香气，味微甜。

11. 麻黄　取原药材适量，除去残根、木质茎及杂质，抢水洗净，稍润，切段，干燥，放凉，筛去碎屑。本品呈圆柱形短节段，表面黄绿色，粗糙，气微香，味苦涩。

12. 荆芥　取原药材适量，除去杂质，抢水洗净，稍润，切段，干燥，放凉，筛去碎屑。本品呈不规则的段，气芳香，味微涩而辛凉。

13. 陈皮　取原药材适量，除去杂质，喷淋清水，润透，切细丝，低温干燥，放凉，筛去碎屑。本品呈不规则丝状或条状。气香，味辛，苦。

14. 瓜蒌皮　取原药材适量，除去杂质，洗净，稍润，切宽丝，干燥，放凉，筛去碎屑，称重。本品呈丝状片，质较软，味淡微酸。

【实验结果】

序号	品种	原药材重量	净选后重量	杂质含量	饮片得率	异形片占比

【注意事项】

（1）在药材水选时，应严格掌握时间，对其有效成分易溶于水的药材，一般采用"抢水洗"法（快速洗涤药材，缩短药材与水接触时间），以免损失药效，并及时干燥，防止霉变，降低疗效。根据药材性质，水选可分为洗净、淘洗、浸漂三种方法。

（2）药材软化前，应大小分档。要以少泡多润、药透水尽为软化原则，防止药材"伤水"和成分流失。

（3）软化时注意药材体积、质地、季节等因素的影响：一般体积粗大、质地坚实的药材，冬春季节气温较低时，浸、润时间宜长些；体积细小、质轻者，夏秋季节气温较高时，浸、润时间宜短些。应勤检查、发现问题及时处理。

（4）机器切制应注意检查机器，严格操作程序操作；手工切制时，操作要规范，注意操作安全。

（5）人工干燥应控制好干燥温度和时间。一般饮片以不超过80℃为宜，含芳香挥发性成分的饮片以不超过50℃为宜。已干燥的饮片需放凉后再贮存。

【思考题】

（1）常用清除杂质的方法有哪些？

（2）切制前常用的软化处理方法及适宜加工的药材类型有哪些？

（3）中药材切制成饮片的目的是什么？

（4）中药饮片的切制方法及特点是什么？

（5）中药材浸泡对饮片切制的影响有哪些？

参考答案

实验二　清炒法

【实验目的】

1. 掌握　炒黄、炒焦、炒炭的基本操作方法、注意事项及成品质量。

2. 了解　清炒法的目的和意义。

【前期准备工作】

1. 实验材料准备　炒锅、炒药铲、药筛、簸箕、刷子、温度计或红外测温仪、电子秤、搪瓷盘、小盆；实验所需的药材或生饮片；加热源的调试。

2. 实验器具清洗　所有炒制用具及容量器皿等一律刷洗干净备用。

【清炒法一般操作】

1. 饮片的净制　取适量饮片清除杂质、异物及非药用部位，大小分档。

2. 饮片的称量　称取适量待炒饮片。

3. 预热　在炒制前采取适宜火力将炒制容器（炒锅）加热到规定状态。

4. 投药　将待炒饮片投入炒锅中。

5. 翻炒　均匀翻炒，不可翻炒到锅外，炒至符合相应质量标准。炒黄法要求：呈黄色，或较原色加深，或种皮爆裂，或发泡鼓起，并逸出固有的香气。炒焦法要求：表面呈焦褐色，内部焦黄色或颜色加深，质地酥脆，并有焦香气味溢出。炒炭法要求：表面焦黑色或焦褐色，内部呈棕褐色或棕黄色时出锅，如有火星出现，喷淋适量清水，稍炒使其干燥。准备出锅。

6. 出锅　关闭加热源，取下炒锅，将炒好的中药饮片倒入搪瓷盘中，摊开放凉。

7. 清场　清洗所有用具、台面、地面。

8. 成品色泽要求　炒黄品含生片、糊片不得超过2%，炒焦品含生片、糊片不得超过3%，炒炭品含生片和完全炭化者不得超过5%。

【实验方法】

（一）炒黄

1. 炒芥子　取净芥子适量，置热锅内，用文火加热，炒至颜色加深，有爆裂声，断面浅黄色，有香辣气逸出时，迅速出锅放凉，即得。

2. 炒牛蒡子　取净牛蒡子适量，置热锅内，用文火炒至略鼓起，有爆裂声，断面呈黄色，微有香气逸出时，迅速出锅放凉，即得。

3. 炒紫苏子　取净紫苏子适量，置热锅内，用文火加热，炒至表面颜色加深，断面浅黄色，有香气逸出时即可，取出放凉，即得。

4. 炒莱菔子　取净莱菔子适量，置热锅内，用文火炒至微鼓起，有密集爆裂声，手捻易碎，种仁黄色，富油性，有香气时，取出放凉，即得。

5. 炒酸枣仁　取净酸枣仁适量，置热锅内，用文火炒至鼓起，微有爆裂声，颜色微变深，断面淡黄色，并香气逸出时，出锅放凉，即得。

6. 炒王不留行　取净王不留行适量，置热锅内，用中火加热，不断翻炒至大部分爆成白花，迅速出锅放凉，即得。

7. 炒苍耳子　取净苍耳子适量，置热锅内，用中火加热，炒至黄褐色时，取出，放凉，去刺，筛净，即得。

8. 炒白果仁　取净白果仁适量，置热锅内，用文火加热，炒至深黄色，并有香气逸出时，取出，放凉，即得。

9. 炒牵牛子　取净牵牛子适量，置热锅内，用文火加热，炒至稍鼓起，有爆裂声，颜色加深，并有香气逸出时，取出，放凉，即得。

（二）炒焦

1. 焦山楂　取净山楂片适量，置热锅内，用武火加热，不断翻炒至表面焦褐色，内部焦黄色，有焦香气溢出时，取出放凉。筛去碎屑，即得。

2. 焦槟榔　取净槟榔片适量，置热锅内，用中火加热，不断翻炒至焦黄色，具焦斑，取出放凉。筛去碎屑，即得。

3. 焦麦芽　取净麦芽适量，置热锅内，用中火加热，不断翻动，炒至表面焦褐色，鼓起，并有焦香气时，取出放凉。筛去碎屑，即得。

4. 焦栀子　取净栀子或碾碎，置热锅内，用中火炒至表面焦褐色或焦黑色，果皮内表面和种子表面为黄棕色或棕褐色，取出放凉。筛去灰屑，即得。

5. 焦神曲　取净神曲适量，置热锅内，用文火加热，不断翻炒至表面呈焦褐色，内部微黄色，有焦香气时，取出放凉。筛去碎屑，即得。

（三）炒炭

1. 蒲黄炭　取净蒲黄适量，置热锅内，用中火加热，不断翻炒至棕褐色，喷淋少量清水灭尽火星，略炒干，取出，摊晾，干燥，即得。

2. 地榆炭　取净地榆片适量，置热锅内，用武火加热，不断翻炒至外表焦黑色，内部棕褐色，喷淋适量清水灭尽火星，略炒至干，取出放凉。筛去碎屑，即得。

3. 槐米炭　取净槐米适量，置热锅内，用中火加热，不断翻炒至焦褐色，发现火星时，可喷淋适量清水熄灭火星，炒干，取出放凉。筛去灰屑，即得。

4. 荆芥炭　取净荆芥段适量，置热锅内，用武火加热，不断翻炒至表面焦黑色，内部焦黄色，喷淋少许清水，熄灭火星，取出，晾干。筛去灰屑，即得。

5. 姜炭　取干姜块适量，置炒制容器内，用武火加热，炒至表面黑色，内部棕褐色，喷淋少许清水，灭尽火星，文火炒干，取出，放凉。筛去碎屑，即得。

6. 乌梅炭　取净乌梅或乌梅肉适量，置炒制容器内，用武火加热，不断翻炒至皮肉鼓起，表面焦黑色，取出，放凉。筛去碎屑，即得。

【实验结果】

（一）炒黄

序号	品种	生饮片重量	炮制后重量	灰屑含量	饮片得率	生片、糊片占比

（二）炒焦

序号	品种	生饮片重量	炮制后重量	灰屑含量	饮片得率	生片、糊片占比

（三）炒炭

序号	品种	生饮片重量	炮制后重量	灰屑含量	饮片得率	生片和完全炭化片占比

【注意事项】

（1）炒前药物应大小分档，分次炒制，避免炒制生熟不均。

（2）炒时应选择适当火力，并控制加热时间。炒黄一般用文火，炒焦一般用中火，炒炭一般用武火。

（3）操作时，先预热锅，勤翻动，避免生熟不均的现象。

（4）炒黄的中药要防止焦化；炒焦的中药要防止炭化；炒炭的中药要防止灰化。

（5）炒炭需存性，火候适当，产生火星喷少量清水，质地坚实者宜用武火，质地疏松者可用中火。

（6）炒焦、炒炭要注意防火，需冷透后收贮。炭药宜用耐火容器盛装，防止复燃。

【思考题】

（1）火力与火候的含义与要点是什么？

（2）炒黄、炒焦、炒炭三种清炒法的异同点及注意事项有哪些？

（3）清炒法操作时为何要先预热锅再投药？如何掌握不同方法、不同药物的预热程度？

（4）何谓炒炭存性？如何掌握炒炭存性？

（5）实验中各药物的质量要求分别有哪些？

参考答案

实验三　加固体辅料炒

【实验目的】

1. 掌握　麸炒、米炒、砂炒、土炒、蛤粉炒、滑石粉炒的操作方法、注意事项及成品质量。

2. 了解　加固体辅料炒的目的和意义。

【前期准备工作】

1. 实验材料的准备　炒锅、炒药铲、电陶炉、药筛、刷子、温度计或红外测温仪、电子秤、搪瓷盘或不锈钢盘、不锈钢小盆。加热源的调试。

（1）饮片　白术、枳壳、苍术、僵蚕；斑蝥、党参；山药、白术；马钱子、鸡内金、鳖甲；阿胶；刺猬皮、水蛭。

（2）固体辅料　麦麸、米、土粉、蛤粉、滑石粉、河砂。

2. 实验器具的清洗　所有炒制用具及容量器皿等一律刷洗干净备用。

【加固体辅料炒法一般操作】

1. 饮片的净制　取适量饮片清除杂质、异物及非药用部位，大小分档。

2. 生饮片的称量　称取适量待炒饮片。

3. 辅料准备　按要求称取一定量的固体辅料。

4. 预热　在炒制前采取适宜火力将炒制容器（炒锅）或辅料共同加热到规定状态。

5. 投药　麸炒："麸下烟起"时投麦麸，炒至冒烟时投药。米炒：米炒至冒烟时投药。土炒、蛤粉炒、滑石粉炒、砂炒：辅料炒至灵活状态时投药。

6. 翻炒　均匀翻炒，不可翻炒到锅外，炒至符合相应质量标准出锅。

7. 出锅　关闭加热源，取下炒锅，过筛，筛取饮片，倒入搪瓷盘中，摊开放凉。

8. 清场　清洗所有用具、台面、地面。

9. 成品色泽要求　麸炒品、土炒品、米炒品生片、糊片不得超过2%。

【实验方法】

（一）麸炒

1. 白术　先将麦麸撒于热锅内，用中火加热至冒烟时，投入一定量的白术片，翻炒至表面深黄色，有香气逸出时，取出，筛去麸皮，放凉。每100kg白术片，用麦麸10kg。成品形如白术，表面黄棕色，偶见焦斑，略有焦香气。

2. 枳壳　先将麦麸撒于热锅内，用中火加热至冒烟时，投入一定量的枳壳片，迅速翻动炒至枳壳表面深黄色时，取出，筛去麸皮，放凉。每100kg枳壳片，用麦麸10kg。成品形如枳壳片，表面色较深，偶有焦斑。

3. 苍术　先将麦麸撒于热锅内，用中火加热至冒烟时，投入一定量的苍术片，翻炒至表面深黄色，取出，筛去麸皮，放凉。每100kg苍术片，用麦麸10kg。成品表面深黄色，散有多数棕褐色油室。有焦香气。

4. 僵蚕　先将麦麸撒于热锅内，用中火加热至冒烟时，投入一定量的净僵蚕，翻炒至表面黄色，取出，筛去麸皮，放凉。每100kg僵蚕，用麦麸10kg。成品表面黄色，偶有焦黄斑，略有腥气。

（二）米炒

1. 斑蝥　取米置热锅内，用中火加热至冒烟，投入斑蝥，翻炒至米呈黄褐色，取出，筛去米粒，放凉，或取湿米置炒制容器内使其均匀地平铺一层，用中火加热至米黏住锅底并起烟时，投入一定量的净斑蝥，在米上轻轻翻动，炒至斑蝥挂火色、米的上层变黄褐色时，取出，筛去米，放凉。每100kg斑蝥，用大米20kg。成品形同斑蝥，微挂火色，显光泽。臭味轻微。

2. 党参 将大米置热锅内，用中火加热至大米冒烟时，投入一定量的党参片，翻炒至大米呈焦褐色、党参呈老黄色时，取出，筛去米，放凉。每100kg党参片（段），用大米20kg。成品表面深黄色，偶有焦斑。

（三）土炒

1. 山药 先将伏龙肝粉（或赤石脂粉）置热锅内，用中火加热至土粉轻松灵活状态时，投入一定量的山药片，不断翻炒，至山药挂土色、表面土黄色并透出山药固有香气时，取出，筛去土粉，放凉。每100kg山药，用土粉30kg。成品表面轻挂薄土，呈土黄色。具土香气。

2. 白术 先将伏龙肝粉（或赤石脂粉）置热锅内，用中火加热至土粉轻松灵活状态时，投入一定量的白术片，不断翻炒，至白术表面杏黄土色并透出土香气时，取出，筛去土粉，放凉。每100kg白术，用土粉25kg。成品表面杏黄土色，附有细土末，有土香气。

（四）砂烫

1. 马钱子 将净砂置热锅内，用武火加热至滑利容易翻动时，投入一定量的马钱子，不断翻炒至外表呈棕褐色或深褐色，内部红褐色、鼓起小泡时，取出，筛去砂，放凉。成品表面呈深褐色，或棕褐色。击之易碎，其内面红褐色、鼓起小泡。具苦香味。

2. 鸡内金 将净砂置热锅内，用中火加热至滑利容易翻动时，倒入一定量的大小一致的鸡内金，不断翻炒至鼓起、卷曲、表面金黄色时，立即取出，筛去砂，放凉。成品膨胀鼓起，表面金黄色。质脆，具焦香气。

3. 鳖甲 将净砂置热锅内，用武火加热至滑利容易翻动时，倒入一定量的大小一致的鳖甲片，不断翻炒至酥脆、表面呈深黄色，取出，筛去砂子，及时倒入醋中搅拌，稍浸，捞出，干燥。每100kg鳖甲，用米醋20kg。成品深黄色，质酥脆。略具醋气。

（五）蛤粉烫

阿胶 先将胶块烘软，切成小胶丁，备用。取蛤粉置热锅内，用中火加热至灵活状态，放入一定量的阿胶丁，不断翻埋，烫至阿胶丁鼓起呈圆球形，内无"溏心"，颜色由乌黑转为深黄色，表面附着一层薄薄的蛤粉时，迅速取出，筛去蛤粉，放凉。每100kg阿胶，用蛤粉40kg。成品呈类圆球形，质松泡。外表灰白色或灰褐色，内部呈蜂窝状。气微香，味微甘。

（六）滑石粉烫

1. 刺猬皮 先将滑石粉置热锅内，用中火加热至灵活状态，投入一定量的净刺猬皮块，炒至焦黄色、鼓起、皮卷曲、刺尖秃时，取出，筛去滑石粉，放凉。每100kg刺猬皮，用滑石粉40kg。成品质地发泡，鼓起，黄色。刺体膨胀，刺尖秃，易折断。边缘皮毛脱落，呈焦黄色。皮部边缘向内卷曲。微有腥臭气味。

2. 水蛭 先将滑石粉置热锅内，用中火加热至灵活状态，倒入一定量的净水蛭段，翻炒至微鼓起，呈黄棕色时，取出，筛去滑石粉，放凉。每100kg水蛭，用滑石粉40kg。成品不规则扁块状或扁圆柱形，略鼓起。表面棕黄色至黑褐色，附有少量白色滑石粉。断面松泡，灰白色至焦黄色。气微腥。

【实验结果】

（一）麸炒

序号	品种	生品饮片重量	辅料重量	炒制后重量	灰屑含量	饮片得率	生片、糊片占比

（二）米炒

序号	品种	生品饮片重量	辅料重量	炒制后重量	灰屑含量	饮片得率	生片、糊片占比

（三）土炒

序号	品种	生品饮片重量	辅料重量	炒制后重量	灰屑含量	饮片得率	生片、糊片占比

（四）砂烫

序号	品种	生品饮片重量	炒制后重量	灰屑含量	饮片得率	生片、糊片占比

（五）蛤粉烫

序号	品种	生品饮片重量	辅料重量	炒制后重量	灰屑含量	饮片得率	生片、糊片占比

（六）滑石粉烫

序号	品种	生品饮片重量	辅料重量	炒制后重量	灰屑含量	饮片得率	生片、糊片占比

【注意事项】

（1）麸炒、土炒、米炒、蛤粉炒、滑石粉炒一般用中火，砂炒一般用武火。操作时翻动要勤，成品出锅要快，并立即筛去辅料。有需醋浸淬的药物应趁热浸淬、干燥。

（2）麸炒药物火力可稍大，麦麸要均匀撒布热锅中，待起烟投药。借麸皮之烟熏使药物变色，但火力过大，则麸皮迅速焦黑，达不到麸炒的目的。土炒、蛤粉炒、滑石粉炒、砂炒时，应先将辅料加热至灵活状态，再投入药物翻炒。

（3）米炒火力不宜过大，温度过高使饮片烫焦，影响质量。

（4）阿胶丁一般边长为 8～10mm 为宜，大了不易透心，会成"溏心"，过小易被烫焦，二者均影响质量。

（5）炒过毒剧药物的辅料，不得再用于炒制其他药物，也不得乱倒。

（6）炮制斑蝥时，应注意劳动保护。操作人员应戴眼镜、口罩，以保护眼、鼻黏膜免受其损伤。工作完毕用冷水清洗裸露部分，不宜用热水洗。炒制后的焦米要及时妥善处理，以免人畜误食，发生中毒。

【思考题】

（1）加固体辅料炒的炮制目的？

（2）加辅料炒温度对药物有何影响？

（3）砂烫与土炒的区别是什么？

（4）实验中各药物的炮制作用有哪些？

参考答案

实验四　炙　法

【实验目的】

1. **掌握**　酒炙、醋炙、盐炙、姜炙、蜜炙、油炙的操作方法、注意事项及成品质量。

2. **了解**　酒炙、醋炙、盐炙、姜炙、蜜炙、油炙的目的和意义。

【前期准备工作】

1. **实验材料的准备**　炒锅、锅铲、煤气灶、搪瓷盘、电子秤、烧杯、量筒、玻璃棒等；药材或饮片、实验所需辅料。

2. **实验器具的清洗**　所有炒制用具及容量器皿等一律刷洗干净备用。

3. **加热源的调试**　在材料齐备、用具齐备的情况下，检查一下煤气炉或电陶炉是否正常，调试火力熟悉火力大小的调节；熟知煤气炉或电陶炉使用方法。炒药机调试需要接通电源，试运转以确保运行正常后再使用。

【炙法一般操作】

1. **饮片的净制**　取适量饮片清除杂质、异物及非药用部位，大小分档。

2. **饮片与辅料的称量**　称取适量待炒炙饮片和辅料。

3. **预热**　炙法用适宜火力预热炒锅，一般使锅底温度达到略有灼手感。

4. **投药**　将待炒饮片投入炒锅中。

5. **翻炒**　均匀翻炒，不可翻炒到锅外，炒至符合相应质量标准，准备出锅。

6. **出锅**　关闭加热源，取下炒锅，将炒好的中药饮片倒入搪瓷盘中，摊开放凉。

7. **清场**　清洗所有调制及炒制用具。

8. **成品色泽要求**　酒炙、醋炙、盐炙、姜炙、蜜炙、油炙品生片、糊片不得超过 2%。

【实验方法】

（一）酒炙法

1. **当归**　取净当归饮片，加入定量黄酒拌匀，闷润至酒被吸尽，置热锅内，文火加热，炒至深黄色，取出，晾凉。每 100kg 当归片，用黄酒 10kg。成品深黄色或浅棕黄色，略有焦斑，香气浓郁，并略有酒香气。

2. **白芍**　取净白芍饮片，加入定量黄酒拌匀，闷润至酒被吸尽，置热锅内，文火加热，炒至微黄色，取出，晾凉。每 100kg 白芍片，用黄酒 10kg。成品表面微黄色或淡棕黄色，有的可见焦斑，微有酒香气。

3. **黄芩**　取净黄芩饮片，加入定量黄酒拌匀，闷润至酒被吸尽，置热锅内，文火加热，炒至深黄色，取出，晾凉，每 100kg 黄芩片，用黄酒 10kg。成品形如黄芩片，略带焦斑，微有酒香气。

4. **续断**　取净续断饮片，加入定量黄酒拌匀，闷润至酒被吸尽，置热锅内，文火加热，炒至微带黑色时，取出，晾凉。每 100kg 续断片，用黄酒 10kg。成品表面微黑色或灰褐色，略有酒香气。

5. **丹参**　取净丹参饮片，加入定量黄酒拌匀，闷润至酒被吸尽，置热锅内，文火加热，炒至黄褐色，取出，晾凉。每 100kg 丹参片，用黄酒 10kg。成品表面黄褐色，略有酒香气。

6. **川芎**　取净川芎片，加入定量黄酒拌匀，闷润至酒被吸尽，置热锅内，文火加热，炒至表面带火色时，取出，晾凉。每 100kg 川芎片，用黄酒 10kg。成品表面色泽加深，偶见焦斑。

（二）醋炙法

1. 香附 取净香附颗粒或片，加定量米醋拌匀，闷润至醋被吸尽，置热锅内，文火加热，炒至深黄色，取出，放凉。每 100kg 香附片，用米醋 20kg。成品表面色泽较生品加深，略带焦斑，略有醋气。

2. 延胡索 取净延胡索片，加入定量米醋拌匀，闷润至醋被吸尽，置热锅内，文火加热。炒至深黄色，取出，放凉。每 100kg 延胡索片，用米醋 20kg。成品表面呈深黄色，微具焦斑，略有醋气。

3. 乳香 取净乳香，置热锅内，文火加热，炒至冒烟，表面微熔，喷淋定量米醋，边喷边炒至表面显油亮光泽时，取出，摊开放凉。每 100kg 乳香，用米醋 10kg。成品表面深黄色，显油亮光泽，略有醋气。

4. 柴胡 取净柴胡片，加入定量米醋拌匀，闷润至醋被吸尽，置热锅内，文火加热。炒至色泽加深，取出，放凉。每 100kg 柴胡片，用米醋 20kg。成品表面色泽较生品加深，略有醋气。

（三）盐炙法

1. 杜仲 取杜仲丝或块，加盐水拌匀，闷透，置热锅内，用中火加热，炒至颜色加深、有焦斑、丝易断时，取出，晾凉。每 100kg 杜仲丝或块，用食盐 2kg。成品表面色泽较生品加深，有焦斑，银白色橡胶丝减少，弹性减弱，略有咸味。

2. 黄柏 取黄柏丝或块，加盐水拌匀，闷透，置热锅内，用文火加热，炒至颜色变深、有焦斑时取出，晾凉。每 100kg 黄柏丝或块，用食盐 2kg。成品表面深黄色，略有焦斑，味微咸。

3. 车前子 取净车前子，置热锅内，用文火加热，炒至略有爆裂声、微鼓起时，喷淋盐水，炒干，取出，晾凉。每 100kg 车前子，用食盐 2kg。成品色泽加深。形体略鼓起，微有咸味。

（四）姜炙法

1. 厚朴 取厚朴丝，加姜汁拌匀，闷润至姜汁被吸尽，至热锅内，用文火加热，炒干，取出，晾凉。每 100kg 厚朴丝，用生姜 10kg。姜汁可用煎汁（煎两次）或捣汁的方法制备。成品色泽加深，微带焦斑，稍具姜辣气味。

2. 竹茹 取竹茹段或团，加姜汁拌匀，闷润至姜汁被吸尽，置热锅内，用文火加热，炒至微黄色、略有焦斑时，取出，晾凉。每 100kg 竹茹，用生姜 10kg。姜汁可用煎汁（煎两次）或捣汁的方法制备。成品偶见黄色焦斑，微具姜辣气味。

（五）蜜炙法

1. 甘草 取炼蜜，加适量温开水稀释，淋入净甘草饮片中拌匀，闷润，置热锅内，用文火加热，炒至老黄色、不黏手时，取出，晾凉。每 100kg 甘草片，用炼蜜 25kg。成品呈老黄色，微有光泽，味甜，具焦香气。

2. 黄芪 取炼蜜，加适量温开水稀释，淋入净黄芪饮片中拌匀，闷润，置热锅内，用文火加热，炒至深黄色、不黏手时，取出，晾凉。每 100kg 黄芪片，用炼蜜 25kg。成品表面呈深黄色，有光泽，味甜，具蜜香气。

3. 百部 取炼蜜，加适量温开水稀释，淋入净百部饮片中拌匀，闷润，置热锅内，用文火加热，炒至不黏手时，取出，晾凉。每 100kg 百部片，用炼蜜 12.5 kg。成品表面呈深黄色或棕色，具黏性，偶有粘连块，味微甜。

4. 麻黄 取炼蜜，加适量温开水稀释，淋入净麻黄饮片中拌匀，闷润，置热锅内，用文火加热，炒至不黏手时，取出，晾凉。每 100kg 麻黄，用炼蜜 20kg。成品表面呈深黄色，微显光泽，具蜜香气，味微甜。

5. 百合 取净百合，置热锅内，用文火加热，炒至颜色加深时，加入温开水稀释过的炼蜜。迅速翻炒均匀，炒至微黄色、不黏手时，取出，晾凉。每100kg百合，用炼蜜5kg。成品表面黄色，偶见黄色焦斑，略带黏性，味甜。

（六）油炙法

1. 淫羊藿　取羊脂油置锅内加热熔化，加入淫羊藿丝，用文火加热，炒至油脂吸尽，均匀有光泽时，取出，晾凉。每100kg淫羊藿，用羊脂油（炼油）20kg。成品呈黄绿色，有油光泽，具羊脂油气味。

2. 蛤蚧　取蛤蚧，涂以麻油，用无烟火烤至稍黄质脆，除去头爪及鳞片，切成小块。成品表面稍黄，质较脆，具香酥气。

【实验结果】

（一）酒炙

序号	品种	生品饮片重量	辅料重量	炒制后重量	灰屑含量	饮片得率	生片、糊片占比

（二）醋炙

序号	品种	生品饮片重量	辅料重量	炒制后重量	灰屑含量	饮片得率	生片、糊片占比

（三）盐炙

序号	品种	生品饮片重量	辅料重量	炒制后重量	灰屑含量	饮片得率	生片、糊片占比

（四）姜炙

序号	品种	生品饮片重量	辅料重量	炒制后重量	灰屑含量	饮片得率	生片、糊片占比

（五）蜜炙

序号	品种	生品饮片重量	辅料重量	炒制后重量	灰屑含量	饮片得率	生片、糊片占比

（六）油炙

序号	品种	生品饮片重量	辅料重量	炒制后重量	灰屑含量	饮片得率	生片、糊片占比

【注意事项】

（1）采用先拌辅料后炒药的方法时，辅料要与药物拌匀，闷润至被吸尽或渗透到药物组织内部后再进行炒制。

（2）酒炙药物闷润时，容器要加盖密闭，以防酒迅速挥发。

（3）溶解食盐时，水的用量一般以食盐量的4~5倍为宜。

（4）制备姜汁时，水的用量一般以最后所得姜汁与生姜量为1:1为宜.

（5）蜜炙时间可稍长，尽量将水分除去，避免发霉，并注意放凉后密闭贮存。

（6）若液体辅料用量较少，不易与药物拌匀时，可先加适量开水稀释，以利拌匀润制药物。

（7）大部分药物应用文火炒制，勤加翻动，使药物受热均匀，炒至规定程度。

【思考题】

（1）各种炙法的异同点有哪些？

（2）实验中各药物炮制的作用有哪些？

（3）乳香等药物为何采用先炒药后加辅料的方法炮炙？

（4）蜜炙、姜炙、盐炙、羊脂油炙法所用辅料如何制备？

（5）实验中哪几味药是采用先炒药后加辅料来炮制的，为什么？

参考答案

实验五 煅 法

【实验目的】

1. 掌握 明煅法、煅淬法、扣锅煅法的操作方法、注意事项及成品质量。

2. 了解 明煅法、煅淬法、扣锅煅法的目的和意义。

【前期准备工作】

1. 实验材料的准备 马弗炉、煅药炉、煅药锅、坩埚、坩埚钳、烧杯、量筒、电炉、乳钵、蒸发皿、搪瓷盘、台秤、药材或饮片等；加热源的调试。

2. 实验器具的清洗 所有煅制用具及容量器皿等一律刷洗干净备用。

【煅法一般操作】

（一）明煅法一般操作

1. 药材净制和分档 将药材剔除杂质、异物及非药用部位，大小分档，一般打碎进行煅制。

2. 饮片称量 将净制和分档后的药材进行称重，记录重量。

3. 煅制 将中药直接放入耐火容器，武火加热，至结晶水完全失去或酥脆易碎。

4. 出锅 关闭火源，放凉后取出，将炮制品置洁净容器内。清洗所有煅制用具。

（二）煅淬法一般操作

1. 药材净制和分档 将药材剔除杂质、异物及非药用部位，大小分档，一般打碎煅制。

2. 饮片称量 将净制和分档后的饮片进行称重，记录重量。

3. 淬液的准备 按照净制后的饮片和淬液的比例要求，称取淬液。

4. 煅淬 将中药直接放入耐火容器，武火加热至红透，取出，趁热投入淬液中浸泡。

5. 反复煅淬 从淬液中取出中药，继续反复煅淬数次，至酥脆易碎。

6. 出锅 关闭火源，取出，将炮制品置洁净容器内。

7. 清场 清洗所有用具、台面、地面。

（三）扣锅煅法一般操作

1. 饮片净制和分档 将饮片剔除杂质、异物及非药用部位，大小分档。

2. 饮片称量 将净制和分档后的中药饮片进行称重，记录重量。

3. 煅炭 将中药置于铁锅中，上盖1个口径略小的铁锅，扣严，两锅结合处用盐泥或细砂封严，扣锅上压重物，扣锅底部贴白纸条或放几粒大米，用武火加热，煅至纸条或大米呈深黄色或焦黄色。

4. 出锅 关闭火源，放凉后取出，将炮制品置洁净容器内。

5. 清场 清洗所有用具、台面、地面。

【实验方法】

（一）明煅法

1. 煅明矾 取净明矾，敲成小块，称重，置耐火容器内，用武火加热至熔化，继续煅至无气体放出，呈白色蜂窝状时，取出，放凉，即得。成品呈不规则的块状、颗粒或粉末。白色或淡黄白色，无玻璃样光泽。不规则的块状表面粗糙，凹凸不平或呈蜂窝状。体轻，质疏松而脆，手捻易碎，有颗粒感。

气微，味微甘而极涩。

2. 煅石膏 取净石膏块，称重，置耐火容器内或直接置火源上，用武火加热，煅至红透，取出，放凉，碾细，即得。成品为白色的粉末或酥松块状物，表面透出微红色的光泽，不透明。体较轻，质软，易碎，捏之成粉。气微，味淡。

3. 煅龙骨 取净龙骨，敲成小块，称重，置耐火容器内，用武火加热，煅至红透，取出，放凉，即得。成品呈不规则的块状，表面蓝白色、灰白色或灰褐色，多平滑，具有纹理与裂隙，酥脆易碎，吸湿性强。

（二）煅淬法

1. 煅炉甘石 取净炉甘石，置耐火容器内，用武火加热，煅至红透，取出，立即倒入水中浸淬，搅拌，倾取混悬液，残渣反复煅淬 2～3 次。合并混悬液，静置，倾去上层水液，取下层沉淀干燥，研细。成品呈白色、淡黄色或粉红色的粉末，体轻，质松软而细腻光滑，气微，味微涩。

2. 煅自然铜 取净自然铜，置耐火容器内，用武火加热，煅至红透，取出，立即倒入醋液中浸淬，如此反复煅淬数次，直至黑褐色，表面光泽消失并酥松，取出，放凉。每100 kg自然铜，用米醋 30kg。成品为小立方体或不规则的碎粒或粉末状，呈棕褐色至黑褐色或灰黑色，无金属光泽，质酥脆，略有醋酸气。

3. 煅磁石 取净磁石，砸成小块，置耐火容器内，用武火加热，煅至红透，取出，立即倒入醋液内淬制，反复煅淬至酥脆，取出，干燥，碾碎。每100 kg磁石，用米醋 30 kg。成品呈不规则的碎块或颗粒，表面黑色，质硬而酥，无磁性，有醋香气。

（三）扣锅煅法

1. 棕榈炭 取净棕榈，置适宜容器内，上扣一较小容器，两容器结合处用盐泥封固，上压重物，并贴一个白纸条或放大米数粒，先用文火后用武火煅至白纸条或大米呈深黄色时，停火，待凉后，开锅取出，即得。成品呈不规则块状，大小不一。表面黑褐色至黑色，有光泽，有纵直条纹，触之有黑色炭粉，内部焦黄色，纤维性，略具焦香气，味苦涩。

2. 血余炭 取头发，除去杂质，反复用稀碱水洗去油垢，清水漂净，晒干，置适宜容器内，上扣一较小容器，两容器结合处用盐泥封固，上压重物，并贴一个白纸条或放大米数粒，用武火加热至白纸条或大米呈深黄色时，停火，待凉后，开锅取出，即得。成品呈不规则块状，乌黑光亮，有多数细孔，体轻，质脆，用火烧之有焦发气，味苦。

3. 灯心草炭 取净灯心草，扎成小把，置适宜容器内，上扣一较小容器，两容器结合处用盐泥封固，上压重物，并贴一个白纸条或大米数粒，用武火加热至白纸条或大米呈深黄色时，停火，待凉后，开锅取出，即得。成品呈细圆柱形的段，表面黑色，体轻，质松脆，易碎，气微，味微涩。

【实验结果】

（一）明煅法

序号	品种	药材或饮片重量	煅制后重量	得率
1	煅明矾			
2	煅石膏			
3	煅龙骨			

（二）煅淬法

序号	品种	药材或饮片重量	辅料重量	煅制后重量	得率
1	煅炉甘石				
2	煅自然铜				
3	煅磁石				

（三）扣锅煅法

序号	品种	药材或饮片重量	煅制后重量	得率
1	棕榈炭			
2	血余炭			
3	灯心草炭			

【注意事项】

（1）煅明矾要用武火；一次煅透，中途不得停止加热；不得搅拌。

（2）自然铜煅制过程中，会产生硫的升华物或有毒的二氧化硫气体，故应在通风处操作。

（3）扣锅煅时，药料不宜放得过多、过紧，以容器的2/3为宜；应随时用湿泥封堵两容器结合处的盐泥裂缝；煅透后，应放冷才能打开。

【思考题】

（1）明煅法、煅淬法、扣锅煅法的特点分别是什么？各适宜哪类药物？

（2）实验所涉及各药的炮制目的分别是什么？

（3）煅明矾为何不宜搅拌、中途不得停火？

参考答案

实验六 蒸、煮、燀法

【实验目的】

1. 掌握 蒸、煮、燀法的基本操作、注意事项及成品质量。

2. 了解 蒸、煮、燀法的炮制目的和意义及辅料对药物作用的影响。

【前期准备工作】

1. 实验材料的准备

（1）**仪器** 不锈钢锅、锅铲、煤气灶、电陶炉、蒸发皿或不锈钢盆、搪瓷盘或不锈钢盘、漏勺、台秤、烧杯、石棉网、切药刀、砧板、烘箱。

（2）**药材（饮片）** 地黄、女贞子、草乌、远志、苦杏仁、白扁豆。

（3）**辅料** 黄酒、甘草（汁）。

2. 实验器具的清洗 蒸制、煮制、燀制用具及容量器皿等一律刷洗干净备用。

3. 加热源的调试 熟知煤气炉或电陶炉使用方法，检查煤气炉或电陶炉是否正常，熟悉火力大小的调节。

【蒸、煮、燀法一般操作】

（一）蒸法一般操作

1. 药材（饮片）的净制 取适量药材（饮片），清除杂质、异物及非药用部位，大小分档。

2. 药材、饮片的称量 称取适量待炮制药材（饮片）。

3. 辅料量取 按要求量取辅料。

4. 拌匀 取药材（饮片），置于不锈钢盆中，加入液体辅料拌匀，润透。

5. 蒸制 将装药物的不锈钢盆直接（或密闭后）置适宜的蒸制容器内，蒸制（或炖制）至所需程度，取出。

6. 出锅 关闭加热源，取下蒸锅盖，将蒸好的药材（饮片）倒入搪瓷盘中。

7. 干燥 将搪瓷盘置烘箱中，烘至干燥（酒女贞子）。或烘制八成干（熟地黄），切厚片，干燥。

8. 清场 清洗所有用具、台面、地面。

（二）煮法一般操作

1. 药材（饮片）的净制 取适量药材（饮片），清除杂质、异物及非药用部位，大小分档。

2. 药材（饮片）的称量 称取适量待炮制药材（饮片）。

3. 辅料量取（称量） 按要求称取（量取）辅料。

4. 煮制 药物加辅料（如远志，加甘草汁）或不加辅料（如草乌，先用水浸泡至内无干心）放入锅内，加适量清水同煮。先用武火煮开，再改用文火，保持沸腾即可。

5. 出锅 关闭加热源，将煮好的药材（饮片）取出，置于搪瓷盘中。

6. 干燥 将搪瓷盘置烘箱中，烘至干燥（制远志）。或烘制六成干，切薄片，干燥（制草乌）。

7. 清场 清洗所有用具、台面、地面。

（三）燀法一般操作

1. 饮片的净制 取适量饮片，清除杂质、异物等。

2. 饮片的称量 称取适量待炮制饮片。

3. 燀制　先将多量清水加热至沸，再将药物连同具孔盛器，一起投入沸水中，稍微翻烫片刻，5～10 分钟，加热烫至种皮由皱缩到膨胀，易于挤脱时，立即取出。

4. 浸漂　关闭加热源，将加热烫制好饮片取出，浸漂于冷水中。

5. 分离种皮　搓开种皮与种仁。

6. 干燥　烘干，簸取（去）或筛取（去）种皮。

7. 清场　清洗所有用具、台面、地面。

【实验方法】

（一）蒸制

1. 地黄　取净生地黄，加入黄酒拌匀，隔水蒸（或加压蒸）至酒被吸尽，显乌黑色光泽，味转甜，取出，晒至外皮黏液稍干，切厚片，干燥。每 100kg 生地黄，用黄酒 30～50kg。成品表面乌黑色，有光泽，黏性大。质柔软而带韧性，不易折断，断面乌黑色，有光泽。气微，味甜。

2. 女贞子　取净女贞子，用适量黄酒拌匀，稍闷后置适宜密闭蒸制容器内隔水炖，或直接通入蒸汽蒸至酒被完全吸尽，色泽黑润时，取出，干燥。100kg 女贞子，用黄酒 20kg。成品表面黑褐色，附有白色粉霜。微有酒气。

（二）煮制

1. 草乌　取净草乌，大小分档，用水浸泡至内无干心后，加水煮沸，保持微沸一定时间，选取个大的，切开无白心，口尝微有麻舌感，取出，晾至六成干，切薄片，干燥。呈不规则圆形或近三角形的片。表面黑褐色，有灰白色多角形形成层环和点状维管束，并有空隙，周边皱缩或弯曲。质脆。气微，味微辛辣，稍有麻舌感。

2. 甘草汁煮远志　先将甘草片置锅内，加适量水煎煮两次，过滤，合并滤液，弃去残渣，再将甘草汁浓缩至相当于甘草 10 倍量时，将净远志投入锅内，加热煮沸，保持微沸，并勤翻动，至甘草汁被吸尽，略干，取出，干燥。每 100kg 远志用甘草 6kg。成品呈黄色。味略甜，嚼之无刺喉感。

（三）燀制

1. 苦杏仁　取净苦杏仁投入沸水中燀约 10 分钟，燀至表皮微胀，易于挤脱时，取出，置冷水中稍泡，取出，搓开种皮和种仁，干燥后筛去种皮。成品呈扁心形。表面乳白色或黄白色，一端尖，另端钝圆，肥厚，左右不对称，富油性。有特异的香气，味苦。

2. 白扁豆　取净白扁豆投入沸水中燀约 5 分钟，燀至表皮微胀，易于挤脱，取出，置冷水中稍泡，取出，搓开种皮和种仁，干燥后分别入药。成品呈不规则的卷曲状种皮，乳白色，质脆易碎。

【实验结果】

（一）蒸法

序号	品种	药材或饮片重量	辅料重量	蒸制后重量	得率
1	熟地黄				
2	酒女贞子				

（二）煮法

序号	品种	药材或饮片重量	辅料重量	煮制后重量	得率
1	制草乌				
2	甘草汁煮远志				

（三）燀法

序号	品种	药材或饮片重量	燀制后重量	得率
1	燀苦杏仁			
2	扁豆衣			
3	扁豆仁			

【注意事项】

（1）蒸制时先用武火加热，待"圆汽"后再改用文火。酒炖所用容器应密闭，以防黄酒挥发。

（2）煮制时先用武火煮至沸腾，再用文火保持微沸，并勤翻动。辅料具挥发性的，宜加盖煮制。

（3）燀制时水量宜大，待水沸后投入净药材，时间不宜过长，制后及时干燥。

（4）蒸制或煮制草乌过程中应注意随时补充水，以保证水量充足。

【思考题】

（1）实验中各药炮制的目的及注意事项是什么？

（2）煮法炮制药物时煮沸后为何需改用文火？

（3）燀制苦杏仁时为何要控制时间和加水量？

参考答案

实验七　复制法

【实验目的】

1. 掌握　姜半夏、法半夏、制天南星、制白附子的炮制方法。

2. 了解　姜半夏、法半夏、制天南星、制白附子的炮制减毒增效机制，熟悉复制法的特点。

【前期准备工作】

1. 实验材料的准备　生半夏、生天南星、生白附子、生姜、白矾、甘草片、生石灰，烘箱、电热套、电子秤、搪瓷盘、烧杯、量筒、切药刀、砧板，pH试纸、刻度尺。

2. 实验器具的清洗　所有用具及容量器皿等一律刷洗干净备用。

【复制法一般操作】

1. 药材或饮片的净制　取适量饮片清除杂质、异物及非药用部位，大小分档。

2. 药材或饮片与辅料的称量　称取适量待复制饮片，按比例称取辅料。

3. 复制　将净制或切制过的饮片，置适宜容器内，加入一种或数种辅料，按规定的工艺程序，浸、泡、漂，或蒸、煮，或数法共用，分步操作，以达到规定的质量要求为度。

4. 成品切制　依据规格要求进行饮片切制。

5. 成品干燥　将成品进行干燥，干燥温度不超过80℃。

6. 生熟饮片回收储存　将药材、生饮片及复制得到的成品进行回收，妥善储存。

7. 清场　清洗所有用具、台面、地面。

【实验方法】

1. 姜半夏　取净半夏，大小分开，用水浸泡至内无干心，另取生姜切片煎汤，加白矾与半夏共煮至透心，取出，晾干，或晾至半干，干燥；或切薄片，干燥。每100kg半夏，用生姜25kg、白矾12.5kg。成品呈片状、不规则颗粒状或类球形。表面棕色至棕褐色。质硬脆，断面淡黄棕色，常具角质样光泽。气微香，味淡、微有麻舌感，嚼之略粘牙。

2. 法半夏　取净半夏，大小分开，用水浸透至内无干心，取出；另取甘草适量，加水煎煮二次，合并煎液，倒入用适量生石灰配制的石灰液（生石灰饱和水溶液的上清液）中，搅匀，加入上述已浸透的半夏，浸泡，每日搅拌1~2次，并保持浸液pH值在12以上，至剖面黄色均匀，口尝微有麻舌感时，取出，洗净，阴干或烘干，即得。

每100kg生半夏，用甘草15kg，生石灰10kg。成品呈类球形或破碎成不规则颗粒状。表面淡黄白色、黄色或棕黄色。质较松脆或硬脆，断面黄色或淡黄色，颗粒者质稍硬脆。气微，味淡略甘、微有麻舌感。

3. 制天南星　取生天南星，加清水浸泡，每日换上2~3次，如水面起白沫，换水后加白矾（每100kg生天南星，加白矾2kg），泡一日后，再换水浸泡至口尝微有麻舌感时取出。另取白矾、生姜片置锅内加适量水煮沸后，与天南星共煮至无干心时取出，除去姜片，晾至四至六成干，切薄片，干燥。

每100kg生天南星，用生姜、白矾各12.5kg。成品呈类圆形或不规则形的薄片。黄色或淡棕色。质脆易碎，断面角质状。气微，味涩，微麻。

4. 制白附子　取生白附子，用水浸泡，每日换上2~3次，数日后如起泡沫，换水后加白矾（每100kg生白附子，加白矾2kg），泡一日后再换水，至口尝微有麻舌感为度，取出。另取白矾及生姜片加适量水，煮沸后，与白附子煮至内无干心为度，捞出，除去生姜片，晾至六至七成干，切厚片，干燥。

每 100kg 白附子，用生姜、白矾各 12.5kg。成品呈类圆形或椭圆形厚片，外表皮淡棕色，切面黄色，角质，味淡，微有麻舌感。

【实验结果】

序号	品种	药材或饮片重量	辅料重量	炮制后重量	得率
1	姜半夏				
2	法半夏				
3	制天南星				
4	制白附子				

【注意事项】

药物浸泡时如起泡沫，加白矾防腐。药物应大小分档处理，以免炮制程度难以控制，影响炮制效果。本实验炮制的中药均有毒，在炮制时应避免与皮肤直接接触。规范尝药，避免中毒。

【思考题】

（1）半夏、天南星、白附子饮片规格有哪些，其炮制作用是什么？

（2）半夏、天南星、白附子采用白矾和生姜进行炮制的减毒增效机制是什么？

参考答案

实验八　发酵法、发芽法

【实验目的】

1. 掌握　发酵法、发芽法的操作方法。

2. 了解　发酵法、发芽法的目的意义、影响因素及成品质量。

【前期准备工作】

1. 实验材料与器具的准备　面粉（或麦麸）、苦杏仁、赤小豆、鲜青蒿、鲜苍耳草、鲜辣蓼、黑大豆、新鲜大麦、鲜苘麻叶或粗纸、桑叶等，烘箱、电热套、电子秤、榨汁机、不锈钢盆、瓷盘、切药刀、蒸锅、烧杯、玻璃棒、刻度尺、模具等。

2. 实验器具的清洗　所有用具及容量器皿等一律刷洗干净，烘干，酒精擦拭后，备用。

【发酵法、发芽法标准操作】

（一）发酵法一般操作

1. 灭菌杀虫处理　原料在发酵前应采用加热的方式进行杀菌、杀虫的处理，以免杂菌影响发酵质量。

2. 药材处理及配料　将干燥药材粉碎，新鲜药材榨汁或捣汁，按比例称取各种物料，充分混匀。

3. 发酵　利用环境中的微生物进行发酵。注意严格控制发酵条件，发酵温度一般为 30～37℃，过高会杀死菌种，过低则延缓发酵速度；相对湿度一般保持在 70%～80%，药料以"握之成团，揉之即散"的状态为宜。根据发酵菌种的不同特性，保持发酵环境阴凉、通风、避光。

4. 干燥　约经 4～6 天即可发酵完成，待药面生出黄白色霉衣时，取出，切成小块，立即干燥。

5. 清场　清洗所有用具、台面、地面。

（二）发芽法一般操作

1. 选种　选择新鲜、粒大、饱满、无病虫害、色泽鲜艳的种子。

2. 浸泡　净选后的种子或果实，用适量清水浸泡适当的时间。种子的浸泡时间应依气候、环境而定，一般春、秋季宜浸泡 4～6 小时，冬季 8 小时，夏季 4 小时。每日喷淋清水 2～3 次，保持湿润。

3. 发芽　浸泡后的种子置于能透气的漏水容器中，或已垫好竹席的地面上，用湿物盖严。选择有充足氧气、通风良好的场地或容器进行发芽，温度一般以 18～25℃为宜。

4. 干燥　约经 2～3 天即可萌发幼芽，待幼芽长出 0.2～1cm 时，取出立即干燥。

5. 清场　清洗所有用具、台面、地面。

【实验方法】

（一）发酵法

1. 六神曲　取苦杏仁、赤小豆粉碎，与面粉混合均匀，加入鲜青蒿、鲜苍耳草、鲜辣蓼药汁（煎汁），揉搓成"捏之成团，掷之即散"的粗颗粒软材，置模具中压制成扁平块（33cm×20cm×6.6cm），用鲜苘麻叶或粗纸包严，按品字型堆放，上面覆盖鲜青蒿或湿麻袋等物。置温度为 30～37℃，湿度为 70%～80% 的条件下，经 4～6 天即能发酵。待药面生出黄白色霉衣时取出，除去包裹物，切成 2.5cm 见方的小块，干燥。每 100kg 面粉（或面粉 40kg 加麦麸 60kg），用苦杏仁、赤小豆各 4kg，鲜青蒿、鲜苍耳草、鲜辣蓼各 7kg（干者用 1/3），鲜青蒿、鲜苍耳草、鲜辣蓼药汁为鲜草榨汁合并其药渣煎煮液制备而成。成品为立方形小块，表面灰黄色，粗糙，内有斑点，质地较硬。有发酵香气，无霉气。

2. 淡豆豉　取黑大豆洗净。另取桑叶、青蒿加水煎汤，将煎汁拌入净黑大豆中，待汤液被吸净后，置蒸制容器内蒸透，取出，稍凉，置容器内，用煎过汁的桑叶、青蒿渣覆盖，闷全发酵、长满黄衣时取出，去除桑叶、青蒿渣，加适量水搅拌，洗净捞出，置容器内，再闷 15～20 天，至充分发酵，有香气逸出时，取出，略蒸，干燥即得。每 100kg 黑大豆，用桑叶、青蒿各 7～10kg。成品为椭圆形，表面黑色，皱缩不平，质柔软，断面棕黑色，气香，味微甘。

（二）发芽法

1. 麦芽　取成熟饱满的新鲜净大麦，用清水浸泡 6～7 成透，捞出，置能排水的容器内，用湿布覆盖，每天淋水 2～3 次，待芽长至 0.5cm 时，取出，干燥。发芽率不得少于 85%。成品呈梭形，表面淡黄色，一端有幼芽，皱缩或脱落，下端有须根数条，纤细而弯曲。质硬，断面白色，粉性，气微，味微甘。

2. 大豆黄卷　取成熟饱满的新鲜净大豆，用清水浸泡至表面起皱，捞出，置能排水的容器内，用湿布覆盖，每天淋水 2～3 次，待芽长 0.5～1cm 时，取出，干燥。成品呈肾形，表面黄色或黄棕色，微皱缩，芽黄色而卷曲，外皮质脆易裂开。气微，味淡，嚼之有豆腥味。

【实验结果】

（一）发酵法

序号	品种	药材或饮片重量	辅料重量	炮制后重量	得率
1	六神曲				
2	淡豆豉				

（二）发芽法

序号	品种	药材或饮片重量	辅料重量	炮制后重量	得率
1	麦芽				
2	大豆黄卷				

【注意事项】

（1）发酵法、发芽法均须控制温度和湿度。一般发酵时空气的相对湿度应控制在 70%～80%；发酵的最佳温度为 30～37℃。发芽法一般以 18～25℃为宜。

（2）原料在发酵前应进行杀菌、杀虫的处理，以免杂菌影响发酵质量。

（3）发酵过程必须一次完成，不能中断或中途停顿。

（4）发酵品要芳香无霉味、无酸败味。曲块表面霉衣黄白色，内部有斑点为佳；黑色质差。

（5）发芽前应测定发芽率，不得少于 85%。

（6）发芽时应该避光，勤加检查、淋水，保持相应的湿度，防止发热霉烂。

【思考题】

（1）发酵法、发芽法的原理是什么？

（2）发酵法、发芽法适宜的温度、湿度条件是什么？

（3）发酵法、发芽法制备药物的目的是什么？

参考答案

实验九　其他制法

【实验目的】

1. 掌握　煨、提净、水飞、制霜、干馏法的操作方法、注意事项及成品质量。

2. 了解　煨、提净、水飞、制霜、干馏法的目的和意义。

【前期准备工作】

1. 实验器具　烘箱、炒锅、锅铲、煤气灶、搪瓷盘、台秤、铁丝匾、烧杯、石棉网、量筒、漏斗、滤纸、乳钵、筛子、草纸、压榨器、瓦罐、毛刷、砧板等。

2. 实验材料　肉豆蔻、木香、朴硝、朱砂、滑石粉、巴豆、西瓜、鸡蛋、麦麸、面粉、滑石粉、萝卜、皮硝。

【一般操作方法】

（一）煨法

1. 药材或饮片的净制　取适量饮片清除杂质、异物及非药用部位，大小分档。

2. 药材或饮片的称量　称取适量。

3. 辅料准备　按要求称取一定量的固体辅料。

4. 煨制

（1）**麦麸煨**　将麦麸和净肉豆蔻同置预热的炒制容器内，用文火加热并适当翻动，至麦麸呈焦黄色，药物颜色加深时取出，筛去麦麸，放凉，即得。每100kg 药物用麦麸40kg。

（2）**面裹煨**　取面粉，加适量水拌匀，制成均匀适宜的团块，再压成薄片，将净肉豆蔻逐个包裹或用清水将肉豆蔻表面湿润后，如水泛丸法裹面粉3~4层，倒入已炒热的滑石粉中，适当翻动，至面皮呈焦黄色时取出，筛去滑石粉，剥去面皮，放凉。每100kg 肉豆蔻用滑石粉50kg。

5. 清场　清洗所有用具、台面、地面。

（二）提净法

1. 净制　取新鲜萝卜，洗净，备用；除去朴硝中的杂质，备用。

2. 称量　将萝卜和朴硝按比例称重，记录重量。

3. 结晶　将萝卜加适量水煮透后，捞出，再将净制的中药投入煎煮液中共煮，至全部溶化，滤过，滤液放置冰箱中，使之重结晶。待结晶大部分析出后，浓缩其母液，再结晶，重复操作，至不再析出结晶为止。每100kg 朴硝，用萝卜20kg。

4. 收储　将提净的中药放入搪瓷盘中。

5. 清场　清洗所有用具、台面、地面。

（三）水飞法

1. 药材或饮片的净制　取待炮制中药，除去杂质、异物等。

2. 药材或饮片称量　将净制后的中药进行称重，记录重量。

3. 破碎　取适量中药适度破碎，至便于研磨为度。

4. 水飞　取破碎的中药适量，置乳钵中，加入适量清水，研磨成糊状，再加大量水搅拌，稍静置，粗粉下沉，立即倾出混悬液，收集。

5. 反复水飞　下沉的粗粉再行研磨，如此反复操作，收集混悬液，最后将不能混悬的杂质弃去。

6. 分取药粉 合并前后倾出的混悬液，静置，待沉淀后，倾出上面的清水，分取沉淀物。

7. 干燥 晾干或适当烘干，研细，即得。

8. 收储 将水飞好的中药放入搪瓷盘中。

9. 清场 清洗所有用具、台面、地面。

（四）制霜法

1. 去油制霜

（1）饮片的净制 取适量饮片清除杂质、异物及非药用部位，大小分档。

（2）饮片的称量 称取适量制霜饮片。

（3）蒸制 去油制霜法将净饮片蒸制包严，火力先武火，待"圆气"后，调为文火，蒸制30分钟。

（4）压榨去油 将蒸制之后的饮片取出，压榨去油。

（5）去油制霜 蒸制后压榨去油，如此反复几次，至药物成松散粉末，以不再粘结成饼为度。

（6）收储 将制备好的中药放入密闭容器中。

（7）清场 清洗所有用具、台面、地面。

2. 渗析制霜

（1）净制 取新鲜成熟的西瓜，洗净瓜皮，备用；除去芒硝中的杂质，备用。

（2）称量 将西瓜和芒硝按比例称重，记录重量。

（3）制霜 本实验将介绍两种制霜方法。

（4）收储 将制备好的中药放入密闭容器中。

（5）清场 清洗所有用具、台面、地面。

（五）干馏法

1. 药材或饮片的净制 清除杂质、异物及非药用部位，大小分档。

2. 药材或饮片的称量 称取适量。

3. 干馏 包括鸡蛋馏油法。

4. 收储 关闭加热源，将制备好的中药放入密闭容器中。

5. 清场 清洗所有用具、台面、地面。

【实验方法】

（一）煨法

1. 肉豆蔻

（1）麦麸煨 将麦麸和净肉豆蔻同置预热的炒制容器内，用文火加热并适当翻动，至麦麸呈焦黄色，药物颜色加深时取出，筛去麦麸，放凉，即得。每100kg药物用麦麸40kg。成品表面棕黄色或淡棕色，稍显油性，香气更浓烈，味辛辣。

（2）面裹煨 取面粉，加适量水拌匀，制成均匀适宜的团块，再压成薄片，将净豆蔻逐个包裹或用清水将肉豆蔻表面湿润后，如水泛丸法裹面粉3~4层，倒入已炒热的滑石粉中，适当翻动，至面皮呈焦黄色时取出，筛去滑石粉，剥去面皮，放凉。每100kg肉豆蔻用滑石粉50kg。成品表面棕黄色或淡棕色，稍显油性，香气更浓烈，味辛辣。

2. 木香 取未干燥的木香片，在铁丝匾中，用一层草纸，一层木香片，间隔平铺数层，置炉火旁或烘干室内，烘煨至木香所含挥发油渗透到纸上，取出木香，放凉，备用。形如木香片，棕黄色，气微香。

（二）提净法

芒硝 取适量鲜萝卜，洗净，切成片，置煮制容器内，加适量水煮透，捞出萝卜，再投入适量天然芒硝（朴硝）共煮，至全部溶化，取出过滤或澄清以后取上清液，放冷，待结晶大部析出，取出置避风处适当干燥即得。其结晶母液经浓缩后可继续析出结晶，直至不再析出结晶为止。每100 kg 朴硝用萝卜20kg。成品为棱柱状、长方形或不规则块状及粒状，无色透明或类白色半透明，质脆，易碎，断面显玻璃样光泽，气微，味咸。

（三）水飞法

1. 朱砂粉 取原药材，用磁铁吸尽铁屑，置乳钵内，加适量清水研磨成糊状，然后加多量清水搅拌，倾取混悬液，下沉的粗粉再如上法反复操作多次，直至手捻细腻、无亮星为止。弃去杂质，合并混悬液，静置后倾去上面的清水，取沉淀晾干或40℃以下干燥，再研细即可。或取朱砂用磁铁吸除铁屑，球磨水飞成细粉，40℃以下干燥。成品为朱红色极细粉末，体轻，以手指撮之无粒状物，以磁铁吸之，无铁末，气微，无味。

2. 滑石粉 取净滑石，砸碎，碾成细粉。或取滑石粗粉，加水少量，碾磨至细，再加适量清水搅拌，倾出上层混悬液，下沉部分再按上法反复操作数次，合并混悬液，静置沉淀，倾去上清液，将沉淀物干燥后再研细粉。成品为白色或类白色、微细、无砂性的粉末，质细腻，手捻有滑润感，气微，无味。

（四）制霜法

1. 巴豆霜 取净巴豆仁，碾如泥状，里层用纸，外层用布包严，蒸热，压榨去油。如此反复数次，至药物松散成粉，以不再粘结成饼为度。或取净巴豆仁碾细，测定脂肪油含量，加适量的淀粉稀释，使脂肪油含量符合规定，混匀，即得。成品为疏松的淡黄色粉末，微显油性，味辛辣。

2. 西瓜霜 取新鲜西瓜，沿蒂头切一厚片作顶盖，挖出部分瓜瓤，将皮硝填入瓜内，盖上顶盖，用竹签扦牢，用碗或碟托住，盖好，悬挂于阴凉通风处，待西瓜表面析出白霜时随时刮下，直至无白霜析出，晾干。或取新鲜西瓜切碎，放入不带釉的瓦罐内，一层西瓜一层皮硝，将口封严，悬挂于阴凉通风处，数日后即自瓦罐外面析出白色结晶物，随析随收集，至无结晶析出为止。每100kg 西瓜用皮硝15kg。成品为类白色至黄白色的结晶性粉末，气微，味咸，有清凉感。

（五）干馏法

蛋黄油 鸡蛋煮熟后，剥取蛋黄置适当容器内，以文火加热，除尽水分后用武火炒熬，至蛋黄油出尽为止，滤尽蛋黄油装瓶备用。成品为棕褐色或深黄棕色油状液体，具青黄色荧光。

【实验结果】

（一）煅法

序号	品种	药材或饮片重量	辅料重量	炮制后重量	得率
1	煅肉豆蔻				
2	煅木香				

（二）提净法

序号	品种	药材或饮片重量	辅料重量	炮制后重量	得率
1	芒硝				

（三）水飞法

序号	品种	药材或饮片重量	炮制后重量	得率
1	朱砂粉			
2	滑石粉			

（四）制霜法

序号	品种	药材或饮片重量	辅料重量	炮制后重量	得率
1	巴豆霜				
2	西瓜霜				

（五）干馏法

序号	品种	药材或饮片重量	炮制后重量	得率
1	蛋黄油			

【注意事项】

（1）煅制时火力不宜过强，一般以文火缓缓加热，并适当翻动。

（2）提净法制备芒硝时加水量要适宜，以免影响结晶。

（3）水飞研磨过程中，水量宜少，搅拌混悬时加水量宜大，以除去有毒物质或杂质。

（4）朱砂干燥时，温度不宜过高，以晾干为宜。

（5）生巴豆有剧毒，在制霜过程中需要做好防护，戴手套及口罩，用过的布或纸立即烧毁，以免误用。

（6）西瓜霜的制作宜在秋凉季节进行，容易析出结晶。

（7）干馏蛋黄油时，先文火使水分蒸发，后武火加热出油。

【思考题】

（1）煅法与固体辅料炒的异同点？

（2）芒硝提净过程中所用萝卜的作用是什么？

（3）朱砂水飞时清水的用量不能少于多少？

（4）巴豆制霜时应注意的问题有哪些？

（5）传统制备西瓜霜的方法的优缺点有哪些？

（6）干馏法的炮制目的有哪些？

参考答案

第三章　中药炮制学综合性实验

中药炮制学综合性实验是基于中药炮制学基础知识和传统炮制技能，将其他学科的专业知识和技能有机结合于中药炮制中，实验内容体现多学科交叉融合的特点，使知识结构更加完整，提高学生多学科实验技能的应用能力，加强学生运用多学科知识和理论、观察实验现象、分析实验结果的能力。

实验一　净制对牡丹皮指标性成分含量的影响

【实验目的】

1. 掌握　牡丹皮净制方法及操作要点，通过对牡丹皮不同药用部位含量测定的结果说明净制对中药化学成分含量的影响。

2. 了解　牡丹皮中丹皮酚含量测定的方法及高效液相色谱仪基本原理。

【前期准备工作】

1. 实验材料的准备　牡丹皮原药材，丹皮酚对照品，甲醇，蒸馏水，切药刀、搪瓷盘等。

2. 实验器具的准备　超声波提取仪、粉碎机；切药刀、搪瓷盘，高效液相色谱仪。

【实验原理】

（1）牡丹皮为常用中药，其原药材中"木心"和粗栓皮在产地加工时需要去除，去除杂质和非药用部位，可以提高有效成分相对含量，保证用药剂量准确。

（2）按照《中国药典》（2020年版）"牡丹皮"项下含量测定方法，采用 HPLC 法对牡丹皮主要有效成分丹皮酚进行含量测定。

【实验方法】

1. 牡丹皮原药材的净制　取牡丹皮原药材，除去细根和泥沙，刮去粗皮，除去木心，干燥。

2. 牡丹皮不同样品中丹皮酚的含量测定

（1）色谱条件与系统适用性试验　以十八烷基硅烷键合硅胶为填充剂，以甲醇–水（45∶55）为流动相，检测波长为274nm。理论塔板数按丹皮酚峰计算不应低于5000。

（2）对照品溶液的制备　取丹皮酚对照品适量，精密称定，加甲醇制成每1ml含20μg的溶液，即得。

（3）供试品溶液的制备　取本品粗粉约0.5g，精密称定，置具塞锥形瓶中，精密加入甲醇50ml，密塞，称定重量，超声处理（功率300W，频率50kHz）30分钟，放冷，再称定重量，用甲醇补足减失的重量，摇匀，滤过，精密量取续滤液1ml，置10ml量瓶中，加甲醇稀释至刻度，摇匀，即得。

（4）测定法　分别精密吸取对照品溶液与供试品溶液各10μl，注入液相色谱仪，测定，即得。按干燥品计，分别计算出牡丹皮原药材与净制牡丹皮中丹皮酚的百分含量。

【实验结果】

净制对牡丹皮中丹皮酚含量的影响

样品组	样品取样量（g）	丹皮酚含量（%）
牡丹皮原药材		
净制牡丹皮		

【注意事项】

（1）牡丹皮药材刮去粗皮时，不宜用铁质器具加工。

（2）测定丹皮酚含量时，要保持不同样品的操作条件一致。

【思考题】

（1）中药材净选加工的目的是什么？

（2）牡丹皮净制后丹皮酚含量变化的原因是什么？

参考答案

实验二　软化方式对甘草中指标性成分含量的影响

【实验目的】

1. **掌握**　甘草软化方法及操作要点；通过对甘草不同软化方法切制品中甘草酸和甘草苷含量比较说明甘草洗润软化的意义。

2. **了解**　甘草酸和甘草苷的含量测定方法及高效液相色谱仪基本原理。

【前期准备工作】

1. **实验材料的准备**　甘草、甘草苷对照品、甘草酸铵对照品、乙醇、磷酸、色谱乙腈、纯净水等。

2. **实验器具的准备**　高效液相色谱仪、超声波清洗器、电子天平、切药机、烘箱；盆、竹匾、纱布、切药刀、搪瓷盘；容量瓶、移液管、锥形瓶、漏斗、微孔滤膜（0.45μm）等。

【实验原理】

（1）中药材干燥状态细胞皱缩，需软化后才能切制成各种规格的饮片。药材用水清洗浸润，表面先湿润，从而在药材表面与中心之间形成湿度差，水分逐渐向中心部位渗透直至药材被软化。

（2）甘草酸和甘草苷为甘草的主要有效成分，水溶性较强。软化时加水量过多会导致有效成分流失。测定甘草酸和甘草苷的含量可反映水处理对其主要有效成分的影响。

【实验方法】

1. **甘草的软化切制**

（1）洗润法软化　取甘草药材，除去杂质，用水快速洗净，及时取出，置适宜容器内，以润湿的纱布覆盖，保持湿润状态，至药材内外湿度一致时，取出，切厚片（厚度为2~4mm），干燥。

（2）泡法软化　取甘草药材，除去杂质，洗净，置适宜容器内，加入清水至淹没药材，上压重物，浸泡至内外湿度一致时，取出，切厚片（厚度为2~4mm），干燥。

2. **甘草不同饮片中甘草酸和甘草苷的含量测定**

（1）色谱条件与系统适用性试验　以十八烷基硅烷键合硅胶为填充剂；以乙腈为流动相A，以含0.05%磷酸溶液为流动相B，梯度洗脱，洗脱程序如下（表3-1）；检测波长为237nm。理论板数按甘草苷峰计算应不低于5000。

表3-1　梯度洗脱程序

时间（min）	流动相A（%）	流动相B（%）
0~8	19	81
8~35	19→50	81→50
35~36	50→100	50→0
36~40	100→19	0→81

（2）对照品溶液的制备　取甘草苷对照品、甘草酸铵对照品适量，精密称定，加70%乙醇分别制成每1ml含甘草苷20μg、甘草酸铵0.2mg的溶液，即得（甘草酸重量＝甘草酸铵重量/1.0207）。

（3）供试品溶液的制备　取不同软化方法制备的甘草片粉末（过三号筛）各约0.2g，精密称定，置具塞锥形瓶中，精密加入70%乙醇100ml，密塞，称定重量，超声处理30分钟，放冷，再称定重量，用70%乙醇补足减失的重量，摇匀，滤过，取续滤液，即得。

（4）测定法　分别精密吸取对照品溶液与供试品溶液各10μl，注入液相色谱仪，测定，即得。按干燥品计，分别计算不同软化法制备的甘草饮片中甘草苷和甘草酸的百分含量。

【实验结果】

不同软化法对甘草饮片中甘草苷和甘草酸含量的影响

软化方法	甘草苷（%）	甘草酸（%）
洗润法软化		
泡法软化		

【注意事项】

（1）甘草切制时，除软化方法不同外，切片厚度、干燥温度和时间应一致。

（2）测定甘草苷和甘草酸含量时，要保持不同软化品的操作条件一致。

【思考题】

（1）软化切制过程影响饮片质量的主要因素有哪些？

（2）不同软化方法制备的甘草片中甘草苷和甘草酸含量差异的原因是什么？

参考答案

实验三　炒黄对王不留行浸出物的影响

【实验目的】

1. 掌握　通过王不留行炒制前后浸出物的含量变化，说明炮制对药物浸出物产生的影响。

2. 了解　炒黄的炮制方法和药物炮制作用。

【前期准备工作】

1. 实验器具的准备　电子天平、炒锅、锅铲、煤气灶（控温电炉或电磁炉等）、搪瓷盘、、烘箱、冷凝器、蒸发皿、布氏漏斗、干燥器、水浴锅、250ml 锥形瓶、25ml 刻度吸管、100ml 刻度吸管、300ml 抽滤瓶、滤纸等。

2. 实验药材的准备　生王不留行，炒王不留行。

【实验原理】

（1）中医药理论认为"逢子必炒"，王不留行炒制之后可增强其通经下乳的功效。

（2）水煎煮是中药传统煎煮的主要方式，水溶浸出在一定程度上可反应中药炮制前后有效成分的变化。

【实验方法】

1. 王不留行的炮制　取净王不留行 100g，置热锅内，用中火加热，炒至大多数爆开白花，取出，晾凉。

2. 王不留行不同炮制品中醇浸出物的测定　分别取王不留行生品和炒制品约 2g，精密称定，置 100～250ml 的锥形瓶中，精密加入 95% 的乙醇 50ml，密塞，称定重量，静置 1 小时后，加热至沸腾，并保持微沸 1 小时。放冷后，取下锥形瓶，密塞，再称定重量，用 95% 的乙醇补足减失的重量，摇匀，用干燥滤器滤过，精密量取滤液 25ml，置已干燥至恒重的蒸发皿中，在水浴上蒸干后，于 105℃ 干燥 3 小时，置干燥器中冷却 30 分钟，迅速精密称定重量。以干燥品计算供试品中醇溶性浸出物的含量（%）。

$$浸出物含量 = \frac{浸出物重量}{样品取样量} \times 100\%$$

【实验结果】

王不留行不同炮制品中浸出物含量比较

样品组	样品取样量（g）	浸出物重量（g）	浸出物含量（%）

【注意事项】

（1）炒王不留行时，锅预热，火力宜大，用中火，防止火力过小产生僵子。

（2）浸出物测定宜选择爆花率 80% 以上的样品。

（3）样品提取过程中应控制温度，防止温度过高导致爆沸。

（4）不同炮制品浸出物制备过程中应条件一致，防止产生误差影响实验结果的准确性。

【思考题】

（1）影响炒王不留行爆花率的主要因素有哪些？

（2）王不留行炮制品比较研究的评价指标除醇浸出物外，还可选择哪些指标？

参考答案

实验四　炒炭对槐米鞣质成分及止血作用的影响

【实验目的】

1. **掌握**　炒炭的炮制方法及对药物的影响。

2. **了解**　通过对槐米和槐米炭中鞣质含量及止血作用影响，说明"炒炭存性"的意义。

【前期准备工作】

1. **实验材料的准备**　槐米、高锰酸钾、靛胭脂、浓硫酸、氯化钠、碳酸钡、明胶、滤纸条等。

2. **实验器具的准备**　温度计、10ml 吸量管、500 ml 烧瓶、乳钵、分液漏斗、玻璃漏斗、500 ml 容量瓶、500 ml 量筒、10 ml 量筒、棕色瓶、25 ml 酸式滴定管、10 ml 刻度吸管、抽滤瓶、乳钵、小砂轮、电子天平、电炉、5 ml 注射器、毛细管（φ1mm）、剪刀、秒表、小鼠灌胃器、兔开口器等。

【实验原理】

（1）中药炮制理论认为"红见黑则止"。炒炭的药物可产生或增强止血作用。

（2）槐米炒炭后具有止血作用的鞣质含量增加，鞣质具有还原性，在常温或酸性溶液中可被高锰酸钾氧化，据此测定鞣质的含量。小鼠出血时间、凝血时间的可反映药物的止血作用。

【实验方法】

1. **槐米炭的炮制**　取净槐米，置预热后的炒制容器内，用中火加热，炒至焦褐色，喷洒少量清水、灭尽火星，文火炒干，取出，放凉，备用。

2. **槐米不同炮制品中鞣质含量测定**　分别取槐米生品和炒炭品，置于研钵内研成粗粉，精密称定约 10g。加蒸馏水 300ml，小火煮沸 30 分钟，过滤。药渣再加水 100ml 提取 2 次，合并滤液，定容于 500ml 容量瓶中，静置过夜。次日滤去析出的沉淀物。精密吸取滤液 10ml 于 1000ml 锥形瓶中，加蒸馏水 500ml，0.6% 靛胭脂 5ml，硫酸 20ml，0.02mol/L 高锰酸钾溶液滴定至出现黄绿色，消耗高锰酸钾的毫升数为"A"。

（1）**空白溶液测定**　精密吸取上述提取液 100ml，加入新鲜配制的 2.5% 明胶液 30ml，用氯化钠饱和，加入 10% 稀硫酸 10ml 及硫酸钡 10g 振摇数分钟，于干滤纸过滤。吸取滤液 10 mL，同上法用 0.02ml 高锰酸钾溶液滴定，消耗高锰酸钾的毫升数为"B"。

（2）**鞣质的含量测定**　以鞣酸为标准，每毫升 0.1mol/L 高锰酸钾溶液，相当于 0.004157g 鞣酸。

$$X = \frac{(A - B) \times 0.004157 \times T \times 100}{W} \times \frac{M_1}{M_2}$$

式中，X：样品中鞣质含量（%）。A：高锰酸钾的用量（毫升数）。B：空白中高锰酸钾的用量（毫升数）。T：稀释度。W：取样量。M_1：滴定用高锰酸钾的毫摩尔数。M_2：0.1 mol/L 用高锰酸钾的毫摩尔数。

3. **槐米不同炮制品止血实验**

（1）**药液的制备**　称取生药和炭药各 100g，分别置 1000ml 烧杯中，加水 400ml 煎煮 1 小时，用纱布过滤，残渣加水 200ml，再煎煮 30 分钟，纱布过滤，合并滤液浓缩至 100ml。

（2）**出血时间测定**　取体重 18~22g 小鼠 30 只，随机分成 3 组，称重、标号。按 0.8ml/20g 剂量，分别将生药水煎液和炭药水煎液给两组小鼠灌胃。30 分钟后，剪去小鼠尾部 3mm，每隔 30s，用滤纸轻轻吸去血滴，但不能挤压尾部，直至血流自然停止，用秒表记录出血时间。另以生理盐水组对照，对所得结果进行统计学分析。

（3）凝血时间测定　取体重18～22g小鼠30只，随机分成3组，称重、标号。按0.8ml/20g剂量，分别将生药水煎液和炭药水煎液给两组小鼠灌胃。30分钟后，用毛细管（φ1mm）于小鼠眼球静脉取血，至管内血柱达5cm后取出，当血液进入毛细管时开始计时，每30s轻轻折断毛细管约0.5cm，若有血丝出现即为凝血，测得凝血时间。另以生理盐水为对照组，对所测结果进行统计学分析。

【实验结果】

（一）槐米不同炮制品中鞣质含量测定

样品组	样品取样量（g）	鞣质含量（%）
槐米		
槐米炭		

（二）槐米不同炮制品出血时间与凝血时间实验（$\bar{x} \pm s$）

样品组	给药剂量	数量（n）	出血时间	凝血时间
对照组				
槐米				
槐米炭				

【注意事项】

（1）槐米炒炭时，铁锅温度不能超过250℃，槐米温度不能超过210℃。出炭率不得低于82%。

（2）加明胶和酸性氯化钠溶液后，必须振摇。

（3）测定出血时间时，应将小鼠固定，并尽量使之保持安静。

（4）测定凝血时间时，应轻折毛细管，并缓缓向左右拉开。

【思考题】

（1）鞣质含量测定的原理是什么？如何除去测定中的干扰物？

（2）槐米生品和炒炭品止血作用有何不同？

参考答案

实验五　砂炒对马钱子质量及毒性的影响

【实验目的】

1. 掌握　砂炒的炮制方法及对药物的影响。

2. 了解　通过砂烫马钱子质量及毒性的影响实验，说明砂烫马钱子的炮制原理及目的意义。

【前期准备工作】

1. 实验材料的准备　马钱子、河砂；硅胶 G、CMC - Na、C_{18} 色谱柱、氢氧化钠、碘化铋钾、甲苯、丙酮、三氯甲烷、浓氨水、庚烷磺酸钠、磷酸二氢钾、甲醇、无水乙醇、浓硫酸、浓盐酸、磷酸、乙腈、甲醇、水；中速定量滤纸、pH 试纸；士的宁、马钱子碱对照品等。

2. 实验器具的准备　高效液相色谱仪、烘箱、水浴锅、超声波清洗器、粉碎机、电子天平；炒锅、电炉、锅铲、搪瓷盘、三号筛；10ml 容量瓶、刻度吸管、分液漏斗、50ml 具塞锥形瓶等。

3. 实验动物的准备　健康小鼠（18～22g），雌雄各半。

【实验原理】

（1）生马钱子为毒性中药，其中所含士的宁、马钱子碱等毒性较大的生物碱通过炮制后含量降低，故其毒性降低。

（2）通过对马钱子生品和砂烫品的 LD_{50} 测定，比较马钱子生品和砂烫品的毒性。

【实验方法】

1. 砂烫马钱子的炮制　取净马钱子，称重。取洁净的河砂放入锅内，用武火加热至灵活状态时，投入大小一致的净马钱子，不断翻动，烫至鼓起并显棕褐色或深棕色，取出，筛去河砂，摊开放凉，称重，计算得率。砂烫后的马钱子两面均膨胀鼓起。表面棕褐色或深棕色，质坚脆，平行剖面可见棕褐色或深棕色的胚乳。微有香气，味极苦。河砂用量以能掩盖药物为度。

2. HPLC 测定马钱子不同炮制品中士的宁和马钱子碱的含量

（1）色谱条件及系统适应性试验　以十八烷基硅烷键合硅胶为填充剂；以乙腈 0.01mol/L 庚烷磺酸钠与 0.02mol/L 磷酸二氢钾等量混合溶液（用 10% 磷酸调节 pH 值至 2.8）（21：79）为流动相；检测波长为 260nm。理论板数按士的宁峰计算应不低于 5000。

（2）对照品溶液的制备　取士的宁对照品 6mg、马钱子碱对照品 5mg，精密称定，分别置 10ml 量瓶中，加三氯甲烷适量使溶解并稀释至刻度，摇匀。分别精密量取 2ml，置同一 10ml 量瓶中，用甲醇稀释至刻度，摇匀，即得（每 1ml 含士的宁 0.12mg、马钱子碱 0.1mg）。

（3）供试品溶液的制备　取马钱子不同炮制品粉末（过三号筛）约 0.6g，精密称定，置具塞锥形瓶中，加氢氧化钠试液 3ml，混匀，放置 30 分钟，精密加入三氯甲烷 20ml，密塞，称定重量，置水浴中回流提取 2 小时，放冷，再称定重量，用三氯甲烷补足减失的重量，摇匀，分取三氯甲烷液，用铺有少量无水硫酸钠的滤纸滤过，弃去初滤液，精密量取续滤液 3ml，置 10ml 量瓶中，加甲醇至刻度，摇匀，即得。

（4）测定法　精密吸取各供试品溶液 10μl，注入液相色谱仪，测定，即得。分别以干燥品计算马钱子不同炮制品中士的宁和马钱子碱的百分含量。

3. 马钱子不同炮制品的 TLC 鉴别

（1）对照品溶液的制备　分别精密称取士的宁、马钱子碱对照品适量，加三氯甲烷制成每 1ml 各含 2mg 对照品混合溶液，作为对照品溶液。

（2）供试品溶液的制备　取马钱子生品和砂烫品粉末各 0.5g，分别置具塞锥形瓶中，加入三氯甲烷 – 乙醇（10∶1）混合溶液 5ml 与浓氨试液 0.5ml，密塞，振摇 5 分钟，放置 2 小时，滤过，滤液作为供试品溶液。

（3）薄层鉴别　精密吸取供试品溶液和对照品溶液各 10μl，分别点于同一硅胶 G 薄层板上，以甲苯 – 丙酮 – 乙醇 – 浓氨试液（4∶5∶0.6∶0.4）为展开剂，展开，取出，晾干，喷以稀碘化铋钾试液。供试品色谱中，在与对照品色谱相应的位置上，显相同颜色的斑点。

4. 马钱子不同炮制品的小鼠 LD_{50} 测定　分别称取马钱子生品和砂烫品粉末约 5g，精密称定，加入三氯甲烷 100ml 与浓氨试液 5ml，密塞，轻轻振摇，超声提取 1 小时，滤过，滤液置分液漏斗中，用硫酸溶液（3→100）提取 5 次，每次 50ml，合并硫酸液，加浓氨试液调节 pH 值至 9~10，加入三氯甲烷萃取 5 次，每次 100ml，合并三氯甲烷液，回收三氯甲烷至干，制成马钱子生品和制品总生物碱。取马钱子生品和砂烫品总生物碱各 10mg，精密称定，分别用 1mol/L 盐酸 0.5ml 溶解，再用 1mol/L 氢氧化钠调 pH 值至 6~6.5，并稀释至适当浓度。选取健康小鼠，随机分为 4 组，每组 4 只，参照药理实验方法学中急性毒性预试的试验方法，进行预试，确定 100% 致死剂量（D_{max}）和 0% 致死剂量（D_{min}），再按适当的等比级数确定给药剂量。生品和砂烫品各选用小鼠 50 只，分为 5 个剂量组，腹腔注射各样品 0.2ml/kg，记录给药后 2 小时内小鼠的死亡情况，统计死亡率，并用 Bliss 法计算 LD_{50} 及 95% 可信限。

【实验结果】

（一）马钱子不同炮制品中士的宁和马钱子碱的含量测定

样品组	样品取样量（g）	士的宁含量（%）	马钱子碱含量（%）
生马钱子			
砂炒马钱子			

（二）马钱子生品、砂烫品急性毒性实验

样品组	剂量（mg/kg）	动物数（n）	死亡数	LD_{50}
生马钱子				
砂炒马钱子				

【注意事项】

（1）马钱子的毒性较强，在炮制和提取时要戴橡胶手套操作，注意做好安全防护。

（2）用过的河砂应妥善处理。

【思考题】

（1）马钱子炮制过程中主要生物碱成分发生哪些变化？

（2）为何选用马钱子总生物碱进行急性毒性实验，而非煎煮液？

（3）砂炒马钱子减毒的基本原理是什么？

参考答案

实验六　麸炒对白术挥发性成分的影响

【实验目的】

1. 掌握　白术麸炒前后挥发油含量的改变对白术临床功效改变的意义。
2. 了解　白术麸炒的目的和意义。

【前期准备工作】

1. 实验材料的准备　白术生品、麸炒白术、蒸馏水。
2. 实验器具的准备　调温电炉、天平、烧杯、圆底烧瓶、挥发油提取设备一套、量筒、电热套等。

【实验原理】

（1）传统中药炮制学理论认为生白术有一定的"燥性"，麸炒后可降低白术的"燥性"，增强其健脾消胀的作用。

（2）白术中含有大量的挥发油与其"燥性"相关，通过比较所提取出的挥发油的体积，可对白术麸炒前后挥发油含量进行比较研究。

【实验方法】

1. 麸炒白术的炮制　取白术生品，称重。先将锅用中火烧热，撒入蜜炙麦麸（或麦麸），待冒烟时，投入白术片，不断翻炒，至白术呈黄棕色，逸出焦香气，取出，筛去麦麸，放凉，称重，计算得率。麸炒后的白术形如白术片，表面焦黄色或黄棕色，偶见焦斑。略有焦香气。每100kg白术，用蜜炙麦麸（或麦麸）10kg。

2. 挥发油的提取及其含量测定　精密称取白术生品及炮制品（过二号筛）粉末各50g，置烧瓶中，加蒸馏水400ml，振摇混匀后，连接到挥发油提取测定装置，自冷凝管上端加水使其充满挥发油提取器的刻度部分，并溢入烧瓶。置于电热套上，缓缓加热至沸腾，保持微沸5小时，至提取器中挥发油量不再增加为止，停止加热，稍冷却，开启提取器下端的活塞，将水缓缓放出，至油层上端达到零刻度线上方5mm处为止。放置1小时后，再开启活塞使油层下降至其上端恰与零刻度线平齐，读取挥发油体积，并根据下列公式计算挥发油的含量。

$$挥发油含量(ml/g) = 挥发油体积(ml)/药材质量(g)$$

【实验结果】

生白术和麸炒白术中挥发油含量测定结果

组别	样品取样量（g）	挥发油含量（ml/g）
生白术		
麸炒白术		

【注意事项】

（1）白术生品和麸炒品在提取前应粉碎，以提高挥发油的提取率。

（2）挥发油提取装置的各连接部位应密封，以免挥发油损失，造成实验误差。

【思考题】

（1）白术麸炒过程中挥发油含量发生什么样的变化？

（2）麸炒白术炮制的基本原理是什么？

参考答案

实验七　酒炙对大黄成分及泻下作用的影响

【实验目的】

1. 掌握　酒炙的炮制方法及对药物的影响。

2. 了解　通过大黄酒炙前后蒽醌含量测定及泻下实验，说明大黄炮制的意义。

【前期准备工作】

1. 实验材料的准备　大黄、番泻苷 A 对照品、番泻苷 B 对照品；黄酒、炭末、甲醇、纯净水等。

2. 实验器具的准备　炒锅、锅铲、煤气灶、搪瓷盘、高效液相色谱仪、超声波清洗器、电子天平、高速万能粉碎机、2ml 注射器、灌胃针头、手术剪、眼科镊、直尺、烧杯、搪瓷盘或硅板等。

3. 实验动物的准备　健康雄性小鼠，体重 18 ~ 22g，需提前适应性饲养 1 周。

【实验原理】

（1）大黄泻下作用与其蒽醌苷的含量有关，酒制后其蒽醌苷类成分含量降低故而其泻下作用减弱。

（2）采用 HPLC 测定大黄炮制前后番泻苷 A、B 的含量变化；采用小肠推进实验观察炮制前后泻下作用的变化，验证大黄"酒制缓泻"的机理。

【实验方法】

1. 酒大黄的炮制　取净大黄片或块 50g，用黄酒 5g 喷淋拌匀，闷润 30 分钟，待酒被吸尽后，入热锅内，用文火微微翻炒至干，表面呈深棕色或棕褐色，取出晾凉，除净碎屑。

2. 大黄不同炮制品中番泻苷 A、番泻苷 B 的含量测定

（1）色谱条件与系统适用性试验　C_{18} 色谱柱（150mm × 4.6mm，5μm），Agilent Zorbax Extend C_{18} 保护柱（10mm × 4.6mm，5μm）；流动相为 0.1% 磷酸水（A）- 乙腈（B），梯度洗脱，洗脱程序如下（表 3 - 2）；进样量 10μl；柱温 30℃；体积流量 1ml/min；检测波长为 340nm。

表 3 - 2　梯度洗脱程序

时间（min）	流动相 A 0.1% 磷酸水（%）	流动相 B 乙腈（%）
0 ~ 27	87	13
27 ~ 40	87→84	13→16
40 ~ 47	84	16
47 ~ 50	84→62	16→38
50 ~ 60	62→47	38→53
60 ~ 65	47→40	53→60
65 ~ 75	40	60

（2）对照品溶液的制备　精密称取番泻苷 A 和番泻苷 B 对照品适量，加入甲醇 - 水（3：2）溶解并定容，分别制成 110.0μg/ml 番泻苷 A、96.5μg/ml 番泻苷 B 对照品储备液，精密量取上述对照品溶液各 2ml，混匀，即得。

（3）供试品溶液的制备　分别取大黄、酒大黄药材粉末（过三号筛）各约 0.2g，精密称定，置具塞锥形瓶中，加入 80% 甲醇 30ml，称定重量，超声提取 1 小时，放冷，用 80% 甲醇补足损失的重量，混匀，滤过，取续滤液过 0.22μm 微孔滤膜，取续滤液，即得。

（4）测定法　精密吸取各供试品溶液 10μl，注入液相色谱仪，测定，即得。按干燥品计，分别计算各样品中番泻苷 A、番泻苷 B 的含量。

3. **大黄不同炮制品小鼠小肠推进实验**

（1）样品液的制备。分别取大黄、酒大黄各 50g，加入水 250ml，煎煮 20 分钟，过滤，滤液浓缩至 50ml，配制炭末生理盐水混悬液 0.1g/ml（含炭末 0.1g/ml）、大黄水煎液 1g/ml（含炭末 0.1g/ml）、酒大黄水煎液 1g/ml（含炭末 0.1g/ml）。

（2）取禁食 12 小时、体重（20±2）g 的小鼠 30 只，随机均分为 3 组，每组 10 只，用苦味酸做标记，分别用上述 3 种炭末液 0.3ml/10g 体重灌胃。给药 30 分钟后脱颈椎处死，切开腹腔分离肠系膜，剪取上端至幽门，下端至回盲肠的肠管，置于托盘上，轻轻将小肠拉成直线，测量肠管长度作为"小肠总长度"，从幽门至炭末沿的距离作为"炭末在肠内推进距离"，取各组小鼠平均值，用公式计算炭末推进百分率。

$$炭末推进率 = 炭末在肠内推进距离（cm）/ 小肠全长（cm）× 100\%$$

【实验结果】

（一）大黄不同炮制品中番泻苷 A、番泻苷 B 的含量测定

样品组	样品取样量（g）	番泻苷 A 含量（%）	番泻苷 B 含量（%）
生大黄			
酒大黄			

（二）大黄不同炮制品小鼠小肠推进实验（$\bar{x} \pm s$）

样品组	给药剂量	数量（n）	肠内推进距离（cm）	推进率（%）
对照组				
生大黄				
酒大黄				

【注意事项】

（1）药物加酒拌匀闷润过程中，容器上面应加盖，以免酒被迅速挥发。

（2）酒炙时，每 100kg 药物用黄酒 10～20kg。若酒的用量较少，不易拌匀药物时，可加适量水稀释。

（3）酒炙药物一般用文火，勤翻动，炒至近干，颜色加深时，取出，晾凉。

【思考题】

（1）根据实验结果，探讨大黄酒炙的意义？

（2）大黄入煎剂为何需后下？

参考答案

实验八　醋炙对延胡索成分及镇痛作用的影响

【实验目的】

1. 掌握　醋炙炮制方法及对药物的影响。

2. 了解　通过对延胡索醋炙前后延胡索乙素的含量测定及镇痛实验，说明延胡索炮制的意义。

【前期准备工作】

1. 实验材料的准备　延胡索、米醋；甲醇（分析纯和色谱纯）、浓氨水、0.1% 磷酸、三乙胺、蒸馏水、生理盐水、0.6% 醋酸溶液、苦味酸；延胡索乙素对照品等。

2. 实验器具的准备　炒锅、锅铲、煤气灶、搪瓷盘、切药刀、标准筛（50 目，即三号筛）、研钵、高效液相色谱仪、万分之一电子天平、水浴锅、容量瓶（10ml、5ml）、圆底烧瓶（50ml）、平底烧瓶（100ml）、移液管（25ml、50ml）、回流及回收装置、烧杯、玻璃漏斗、锥形瓶、量筒、注射器、微孔滤膜、微量进样器、流动相过滤装置，台式天平、烧杯（1000ml）、秒表、注射器、小鼠笼等。

3. 实验动物的准备　健康雌性小鼠，体重 18～22g，需提前适应性饲养 1 周。

【实验原理】

（1）采用醋炙法炮制延胡索可以增强其行气止痛作用，广泛用于身体各部位的多种疼痛。延胡索中具有止痛作用的有效成分延胡索甲素、乙素和丙素等，均属于难溶于水的游离生物碱，醋炙后可使游离生物碱与醋酸结合成易溶于水的醋酸盐，提高溶出率。由于延胡索生物碱的含量高低与止痛效力成正比，故醋炙后因延胡索乙素等生物碱溶出率增加而增强了止痛作用。

（2）采用 HPLC 测定延胡索炮制前后延胡索乙素的含量变化；采用小鼠腹腔注射醋酸溶液，引起疼痛刺激，如腰部收缩、扭体以及蠕行等不同方式的痛觉反应，通过比较空白组和给药组，以反映醋炙延胡索的镇痛作用。

【实验方法】

1. 醋延胡索的炮制

（1）醋炙法　取净延胡索或延胡索片，称重，加入定量的食醋拌匀，闷润至醋被吸尽后，置炒制容器内，文火加热，炒干，取出晾凉。称重，计算得率。

（2）醋煮法　取净延胡索，加入定量的食醋和适量清水（以平药面为宜），置煮制容器内，文火加热煮至透心、醋液被吸尽时，取出，晾至 6 成干，切厚片，晒干。称重，计算得率。

每 100kg 延胡索，用食醋 20kg。

2. 延胡索不同炮制品中延胡索乙素含量测定　照《中国药典》（2020 年版）中高效液相色谱法（通则 0512）测定。

（1）色谱条件与系统适用性试验　以十八烷基键合硅胶为填充剂，以甲醇 – 0.1% 磷酸溶液（三乙胺调 pH 值至 6.0）（55∶45）为流动相；检测波长为 280nm；理论塔板数按延胡索乙素峰计算应不低于 3000。

（2）对照品溶液的制备　取延胡索乙素对照品适量，精密称定，加甲醇制成每 1ml 含 46μg 的溶液，即得。

（3）供试品溶液的制备　取本品粉末（过三号筛）约 0.5g，精密称定，置平底烧瓶中，精密加入浓氨试液 – 甲醇（1∶20）混合溶液 50ml，称定重量，冷浸 1 小时后加热回流 1 小时，放冷，再称定重量。用浓氨试液 – 甲醇（1∶20）混合溶液补足减失的重量，摇匀，滤过。精密量取续滤液 25ml，蒸干，残渣加甲醇溶解，转移至5ml量瓶中，并稀释至刻度，摇匀，滤过，取续滤液，即得。

（4）测定法　分别精密吸取对照品溶液与供试品溶液各10μl，注入液相色谱仪，测定，即得。按干燥品计，分别计算延胡索不同炮制品中延胡索乙素（$C_{21}H_{25}NO_4$）的百分含量。

3. 延胡索不同炮制品镇痛作用实验

（1）供试品溶液的制备　取延胡索生品及醋炙品各25g，分别煎煮，第一次加水400ml、第二次加水250ml，煎煮2次，每次25分钟，滤过，合并滤液，浓缩至100ml，备用。

（2）取小鼠随机分为3组，每组10只，分别灌以生理盐水和延胡索生品供试液、延胡索醋炙品供试液0.3ml/10g，40分钟后，各鼠腹腔注射0.6%醋酸0.1ml/10g，注射后立即启动秒表，记录扭体潜伏期及0~15分钟、16~30分钟的扭体次数。

【实验结果】

（一）延胡索不同炮制品中延胡索乙素含量测定

样品组	样品取样量（g）	延胡索乙素（%）
生延胡素		
醋延胡素		

（二）延胡索不同炮制品镇痛作用实验（$\bar{x} \pm s$）

样品组	给药剂量	数量（n）	0~15min 扭体次数	16~30min 扭体次数
对照组				
生延胡素				
醋延胡素				

【注意事项】

（1）炮制延胡索时，注意火候，以醋液刚好被吸尽为宜。

（2）测定延胡索乙素含量时，要保证进样量准确，以免造成误差过大。另外注意高效液相色谱仪的正确操作。

（3）醋酸溶液应临用临配。

（4）镇痛实验需30%以上动物不产生扭体反应才能认为镇痛阳性。扭体反应表现：腹部内凹、伸展后肢、臀部抬高。

【思考题】

（1）醋炙与醋煮两种炮制工艺有什么区别？炮制作用有何差异？

（2）根据延胡索中成分含量和镇痛实验结果，阐述延胡索醋制原理。

参考答案

实验九　炉甘石煅制前后化学成分变化

【实验目的】

1. 掌握　炉甘石煅制的基本操作方法、注意事项及成品质量。

2. 了解　炉甘石煅制前后内含成分的差异，明确炉甘石炮制的目的和意义。

【前期准备工作】

1. 实验材料的准备　炉甘石、盐酸、氢氧化钙、氨水、$NH_4OH - NH_4Cl$ 缓冲溶液、水、磷酸氢二钠、铬黑 T、EDTA 等。

2. 实验器具的准备　电炉、坩埚、坩埚钳、天平、乳钵、搪瓷缸或不锈钢烧杯、锥形瓶（250ml）、烧杯、量筒、试管、干燥箱、玻璃漏斗、铁架台、酸碱式滴定管等。

【实验原理】

（1）生炉甘石主含 $ZnCO_3$，在高温条件下煅烧生成 ZnO，易于炉甘石更好地发挥消炎生肌、收敛的功效。

（2）$ZnCO_3$ 在盐酸溶液中，生成 $ZnCl_2$ 及 CO_2，CO_2 遇到 $Ca(OH)_2$ 溶液可生成 $CaCO_3$ 沉淀。

【实验方法】

1. 定性试验　取生、煅炉甘石各 15g，分别置于锥形瓶中，加入适量蒸馏水，再加稀盐酸 15ml，迅速用具有玻璃弯管的橡皮塞塞紧，将弯管另一端插入装有 Ca（OH）$_2$ 溶液的试管内，观察发生的现象，可见与生炉甘石溶液相通的试管内有沉淀产生。

2. 炉甘石煅制前后 ZnO 含量测定

（1）**生炉甘石中 ZnO 的百分含量测定**　取生炉甘石细粉约 0.1g（精确到 0.001g），在 105℃下干燥 1h，放冷后精密称定重量。将其置于锥形瓶（250ml）中，加入稀盐酸 10ml，振摇，加浓氨水和 $NH_4OH - NH_4Cl$ 缓冲溶液各 10ml，摇匀，加磷酸氢二钠 10ml，振摇，过滤。锥形瓶用 $NH_4OH - NH_4Cl$ 和水（1∶4）混合溶液洗涤三次，每次 10ml，合并洗液和滤液，加铬黑 T 指示剂少许，用 0.05mol/L 的 EDTA 溶液滴定，至溶液由紫红色变为纯黑色即可。

（2）**煅炉甘石中 ZnO 的百分含量测定**　取煅炉甘石细粉约 0.1g，在温度 105℃下干燥 1h，放冷后精密称定重量。置于锥形瓶（250ml）中，加入 $NH_4OH - NH_4Cl$ 缓冲溶液各 30ml，加塞，置于 90 ～ 95℃水浴中保温 1h（每 20 分钟搅拌 1 次），过滤。锥形瓶用 $NH_4OH - NH_4Cl$ 和水（1∶4）混合溶液洗涤 3 次，每次 10ml，合并洗液和滤液，加铬黑 T 指示剂少许，用 0.05mol/L 的 EDTA 溶液滴定，至溶液由紫红色变为纯黑色即可。煅炉甘石中 ZnO 的含量测定公式如下：

$$ZnO \text{ 含量} = \frac{VT}{S} \times 100\%$$

其中，V 表示消耗 0.05mol/L EDTA 溶液的毫升数；$T = 4.069$，表示每毫升 EDTA 溶液（0.05mol/L）相当于 4.069mg ZnO；S 表示样品重量（mg）。

【实验结果】

统计各批次生炉甘石及煅炉甘石中 ZnO 的含量，将这些数据填入下表，并进行数据分析。

煅制前后炉甘石中 ZnO 的含量测定结果

组别	生炉甘石	煅炉甘石
1		
2		
…		
平均值		

【注意事项】

（1）进行炉甘石定性实验时，加入稀盐酸后，动作要迅速，立即将玻璃弯管插入装有 $Ca(OH)_2$ 溶液的试管中。

（2）进行炉甘石定性实验时，装有样品的锥形瓶和装有 $Ca(OH)_2$ 溶液的试管均须倾斜一定的角度，以 45°为宜。

【思考题】

列举炉甘石煅淬常用的淬液，及炮制作用。

参考答案

实验十　蒸制对黄芩成分含量的影响

【实验目的】

1. 掌握　蒸制法及对药物的影响。

2. 了解　通过黄芩蒸制前后成分含量实验，说明黄芩炮制的意义。

【前期准备工作】

1. 实验材料准备　高效液相色谱仪、C_{18}色谱柱、电子天平、筛子、蒸锅、电炉、铁架台；冷凝管、橡皮管、量筒、容量瓶、移液管；黄芩、黄芩苷对照品、甲醇、乙醇、磷酸、水等。

2. 实验器具的准备　所有蒸制用具及容量器皿等一律清洗干净备用。

【实验原理】

（1）蒸制是利用水蒸气加热药物的方法，借助于水蒸气的穿透力和热量，达到使中药材软化便于切制或使药物便于保存等炮制目的。

（2）采用蒸制法炮制黄芩，以此起到杀酶保苷的作用，也可保证饮片质量和原有的色泽。

【实验方法】

1. 黄芩的炮制

（1）黄芩　取黄芩原药材除去杂质，洗净。大小分档，置蒸制容器内隔水加热，蒸至"圆汽"后半小时，质地软化，取出，趁热切薄片，干燥。

（2）冷浸黄芩　取黄芩原药材除去杂质，洗净，加水浸泡至质地软化，取出，切薄片，干燥。

2. 黄芩不同炮制品中黄芩苷的含量测定

（1）色谱条件与系统适用性试验　以十八烷基硅烷键合硅胶为填充剂；以甲醇－水－磷酸（47∶53∶0.2）为流动相；检测波长280nm。理论板数按黄芩苷峰计算应不低于2500。

（2）对照品溶液的制备　取在60℃减压干燥4小时的黄芩苷对照品适量，精密称定，加甲醇制成每1ml含60μg的溶液，即得。

（3）供试品溶液的制备　取黄芩不同炮制品中粉约0.3g，精密称定，加70%乙醇40ml，加热回流3小时，放冷，滤过，滤液置100ml量瓶中，用少量70%乙醇分次洗涤容器和残渣，洗液滤入同一量瓶中，加70%乙醇至刻度，摇匀。精密量取1ml，置10ml量瓶中，加甲醇至刻度，摇匀，即得。

（4）测定法　分别精密吸取对照品溶液与供试品溶液各10μl，注入液相色谱仪，测定，即得。按干燥品计，分别计算黄芩不同炮制品中黄芩苷的百分含量。

【实验结果】

黄芩不同炮制品中黄芩苷的含量测定

样品组	样品取样量（g）	黄芩苷含量（%）
黄芩		
冷浸黄芩		

【注意事项】

（1）黄芩药材应大小分档炮制。

（2）实验操作时，样品及对照品应平行进行，否则影响实验结果。

【思考题】

（1）何种软化方法能够提高黄芩饮片质量？

（2）黄芩蒸制前后黄芩苷含量有何不同？

参考答案

实验十一 煮制川乌质量评价

【实验目的】

1. 掌握 煮制法及对药物的影响。

2. 了解 通过川乌煮制前后质量评价实验，说明川乌炮制的意义。

【前期准备工作】

1. 实验材料的准备 生川乌；0.45μm 微孔滤膜、乌头碱对照品、次乌头碱对照品、新乌头碱对照品、苯甲酰乌头原碱对照品、苯甲酰次乌头原碱对照品、苯甲酰新乌头原碱对照品；乙腈、四氢呋喃（均为色谱纯）；醋酸铵、乙醇、氨水、异丙醇、三氯甲烷、乙酸乙酯、冰醋酸等（均为分析纯）；重蒸水等。

2. 实验器具的准备 高效液相色谱仪、超声提取仪、旋转蒸发仪、水分测定仪、电热干燥箱、恒温水浴锅、蒸锅；锅铲、煤气灶（或其他加热电器）；搪瓷盘、切药刀、三号筛等。

【实验原理】

（1）煮制是通过加水或加辅料煮制药物的方法改变毒性药物的成分及药性，以降低毒性或缓和药性等。川乌中乌头碱为其毒性成分，采用煮法炮制都能促进乌头碱水解，从而达到降低毒性的目的。

（2）采用 HPLC 对川乌不同炮制品中双酯型乌头碱及苯甲酰单酯型乌头碱的含量进行测定，分析比较川乌煮制对其主要成分生物碱的影响。

【实验方法】

1. 制川乌的炮制 取净川乌，大小个分开，用水浸泡至内无干心，取出，加水煮沸 4~6 小时（或蒸 6~8 小时）至取个大及实心者切开内无白心，口尝微有麻舌感时，取出，晾至六成干，切厚片，干燥，即得。

2. 川乌不同炮制品中双酯型乌头碱的含量测定

（1）**色谱条件与系统适用性试验** 以十八烷基硅烷键合硅胶为填充剂，以乙腈 - 四氢呋喃（25：15）为流动相 A，以 0.1mol/L 醋酸铵溶液（每 1000ml 加冰醋酸 0.5ml）为流动相 B，梯度洗脱，洗脱程序如下（表 3-3）；检测波长为 235nm，理论塔板数按新乌头碱峰计算应不低于 2000。

表 3-3 梯度洗脱程序

时间（min）	流动相 A（%）	流动相 B（%）
0~48	15→26	85→74
48~49	26→35	74→65
49~58	35	65
58~65	35→15	65→85

（2）**对照品溶液的制备** 取乌头碱对照品、次乌头碱对照品、新乌头碱对照品适量，精密称定，加异丙醇 - 三氯甲烷（1：1）混合溶液分别制成每 1ml 含乌头碱 50μg、次乌头碱和新乌头碱各 0.15mg 的混合溶液，即得。

（3）**供试品溶液的制备** 取炮制品粉末（过三号筛）约 2g，精密称定，置具塞锥形瓶中，加氨试液 3ml，精密加入异丙醇 - 乙酸乙酯（1：1）混合溶液 50ml，称定重量，超声处理（功率 300W，频率 40kHz；水温在 25℃以下）30 分钟，放冷，再称定重量，用异丙醇 - 乙酸乙酯（1：1）混合溶液补足减失的重量。摇匀，滤过。精密量取续滤液 25ml，40℃以下减压回收溶剂至干，残渣精密加入异丙醇－三氯甲烷（1∶1）混合溶液 3ml 溶解，滤过，取续滤液，即得。

（4）测定法　分别精密吸取对照品溶液与供试品溶液各 10μl，注入液相色谱仪，测定，即得。按干燥品计，分别计算川乌不同炮制品中含乌头碱、次乌头碱、新乌头碱的百分含量。

3. 川乌不同炮制品中苯甲酰单酯型乌头碱的含量测定

（1）色谱条件与系统适用性试验　同"双酯型乌头碱的含量测定"方法。

（2）对照品溶液的制备　取苯甲酰乌头原碱对照品、苯甲酰次乌头原碱对照品、苯甲酰新乌头原碱对照品适量，精密称定，加异丙醇－三氯甲烷（1∶1）混合溶液分别制成每 1ml 含苯甲酰乌头原碱和苯甲酰次乌头原碱 50μg、苯甲酰新乌头原碱 0.3mg 的混合溶液，即得。

（3）供试品溶液的制备　同"双酯型乌头碱的含量测定"方法。

（4）测定法　同"双酯型乌头碱的含量测定"方法。按干燥品计，分别计算川乌不同炮制品中含苯甲酰乌头原碱、苯甲酰次乌头原碱、苯甲酰新乌头原碱的百分含量。

【实验结果】

川乌不同炮制品中生物碱的含量测定

样品组	取样量（g）	双酯型乌头碱含量（%）	苯甲酰单酯型乌头碱含量（%）
生川乌			
制川乌			

【注意事项】

（1）生川乌属于毒性中药管理品种，毒性非常大，因此在实验过程中应该严格进行管理，实验前领取药材及实验完毕交还制川乌时，均需称重量并进行登记，严禁私自处理。

（2）炮制川乌时，注意火候，至取个大及实心者切开内无白心，口尝微有麻舌感时，取出。

（3）生川乌及制川乌均应按干燥品计算含量。为了节约实验时间，可采用同一快速水分测定仪测定两种炮制品的水分。

【思考题】

（1）川乌煮制过程中双酯型乌头碱及苯甲酰单酯型乌头碱的含量有何变化？

（2）若采用蒸制法代替煮制法炮制川乌，蒸制的压力、温度及时间等因素对双酯型乌头碱及苯甲酰单酯型乌头碱的含量有何影响？

参考答案

实验十二 燀制苦杏仁质量评价

【实验目的】

1. 掌握 燀制法及对药物的影响。

2. 了解 通过苦杏仁燀制前后质量评价实验，明确苦杏仁燀制目的及其炮制原理。

【前期准备工作】

1. 实验材料的准备 苦杏仁、苦味酸试纸、碳酸钠溶液、甲醇、乙腈、磷酸等。

2. 实验器具的准备 高效液相色谱仪、电磁炉、不锈钢锅、托盘天平、筛子、烧杯、量筒、乳钵、具塞试管、恒温水浴锅、超声波清洗仪、电子天平（1/0000）等。

【实验原理】

（1）燀制是在沸水中短时间浸煮的方法，主要在于破坏一些药物中的酶、毒蛋白，同时也有利于分离药用部位。

（2）燀法炮制能破坏苦杏仁酶的活性，增加了苦杏仁苷的稳定性，保证用药安全有效。本实验利用生品中苦杏仁苷被苦杏仁酶水解生成氢氰酸，接触苦味酸钠试纸，发生还原反应，生成异紫酸钠显砖红色，而燀制品则不显砖红色的苦味酸钠试验，定性检测苦杏仁中酶的活性。同时采用 HPLC 进行苦杏仁苷的含量测定，见图 3-1，图 3-2。

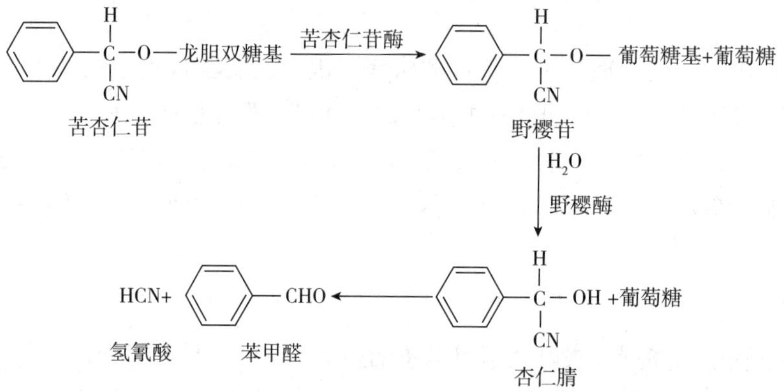

图 3-1 苦杏仁苷水解示意图

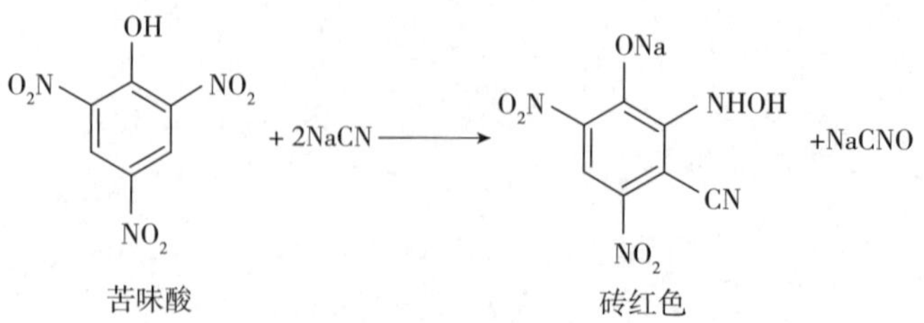

图 3-2 苦味酸显色反应示意图

【实验方法】

1. 苦杏仁的炮制 取净苦杏仁置 10 倍量沸水中略煮，加热约 5 分钟，至种皮微膨起即捞起，用凉水浸泡，取出，搓开种皮与种仁，干燥，筛去种皮。用时捣碎。

2. 苦杏仁不同炮制品中的酶活性检验

（1）取苦杏仁生品数粒，加水共研，有苯甲醛的特殊香气。

（2）取生、燀苦杏仁粗粉约0.5g，分别放入两支试管中，加水数滴使之湿润，在试管口分别悬挂一条用碳酸钠试液润湿过的苦味酸试纸，用软木塞塞紧，将试管置40~50℃的水浴中加热。观察生品和燀制品的颜色反应。

3. 苦杏仁不同炮制品中中苦杏仁苷含量测定

（1）色谱条件与系统适用性试验　C$_{18}$色谱柱（4.6mm×250mm，5μm），流动相为乙腈 0.1%磷酸水（8:92），流速为1.0ml/min，柱温为35℃，检测波长为207nm，进样体积为10μl。

（2）对照品溶液的制备　精密取苦杏仁苷对照品适量，加甲醇配制成质量浓度4.0mg/L的苦杏仁苷对照品溶液。

（3）供试品溶液的制备　分别取生苦杏仁，燀苦杏仁粗粉（过二号筛）各0.25g，精密称定，置具塞锥形瓶中，加入甲醇25ml，称重。超声处理（功率250W，频率50kHz）30分钟，放冷，再称重，用甲醇补足失重，摇匀，过滤，取续滤液5ml置50ml容量瓶中，加50%甲醇稀释至刻度，摇匀，过0.45μm滤膜，即得供试品溶液。

（4）测定法　取各供试品溶液各10μl进样分析，测定，即得。按干燥品计，分别计算出苦杏仁不同炮制品中苦杏仁苷的百分含量。

【实验结果】

苦杏仁不同炮制品中苦杏仁苷的含量

样品组	取样量（g）	苦杏仁苷含量（%）
生苦杏仁		
燀苦杏仁		

【注意事项】

（1）燀制时温度要高，一定要水沸后投药。

（2）应控制适宜的水量和时间。水量为10倍以上；加热时间以5~10分钟为宜，时间短则不足以完全破坏酶，时间长则造成苦杏仁苷的损失。

（3）燀后宜当天晒干或低温烘干。

【思考题】

（1）苦杏仁苷酶活性检验原理是什么？

（2）燀制苦杏仁的炮制原理是什么？

参考答案

实验十三　清半夏炮制降低毒性的评价

【实验目的】

1. 掌握　复制法及对药物的影响。

2. 了解　通过半夏用白矾炮制前后毒性评价实验，说明半夏炮制的意义。

【前期准备工作】

1. 实验材料的准备　生半夏、半夏鲜品、白矾；石油醚、纱布、蒸馏水、盐酸、磷酸、色谱纯甲醇、重蒸馏水、草酸基准试剂、10% 四丁基氢氧化铵、磷酸二氢钾、生理盐水、聚偏氟乙烯微孔滤膜（0.45 μm）等。

2. 实验器具的准备　高效液相色谱仪、超声波清洗机、光学显微镜、烘箱、真空干燥箱、减压泵、离心机（0~5000 r/min）、恒温水浴锅、电子天平、C18 色谱柱；研钵、研锤、烧杯（250ml）、载玻片、抽滤瓶、酸度计、聚氟乙烯离心管（10ml）、40 目筛、200 目筛、兔盒、胶头滴管、垂熔玻璃滤器、微孔滤膜、具塞锥形瓶等。

3. 实验动物的准备　健康大耳白家兔，体重 1.5~2kg。

【实验原理】

（1）生半夏的刺激性毒性成分是其中具有特殊针样晶形的针晶，存在于半夏的黏液细胞中，在显微镜下可观察。

（2）利用家兔眼结膜刺激的模型可以直接观察生半夏及半夏的刺激性毒性成分针晶对黏膜的刺激性作用。

【实验方法】

1. 清半夏的炮制　取净半夏，大小分开，按照《中国药典》（2020 年版）一部清半夏项下的炮制方法用 8% 白矾溶液浸泡或煮至内无干心，口尝微有麻舌感，取出，洗净，置烘箱中 80℃ 干燥。可将白矾溶液的温度提高至 30℃，以缩短浸泡的时间。

2. 半夏中刺激性毒针晶的提取与显微观察

（1）针晶的提取　取半夏鲜品约 80g，置研钵中，加入一定量的石油醚研磨，当石油醚变浑浊，将上层石油醚混悬液转入具塞锥形瓶中加盖，反复上述过程约 10 次以上。上述混悬液，置载玻片，光学显微镜(20×10，40×10)下观察见大量的细长针晶，混悬液用有机微孔滤膜滤过（滤膜孔径0.45μm），石油醚少量多次洗涤，40℃ 以下真空干燥，得到纯白色针晶粉末，口尝具有强烈的刺痛感。

（2）针晶白矾溶液的制备　精密称取纯针晶 50mg，加入 8% 白矾溶液 2ml，配制成 2.5%（mg/ml）的针晶混悬液，放置，过夜，备用。

3. 半夏不同炮制品及毒性成分对家兔眼结膜刺激性实验

（1）供试品液的制备　①半夏炮制前后的样品制备：分别称取生半夏和清半夏粉末（过 200 目筛）各 1g，用生理盐水配制成 20% 的混悬液。②针晶混悬液的制备：精密称取纯针晶约 50mg，加生理盐水配制成 2.5% 的针晶混悬液。③白矾炮制针晶溶液的制备：取上述以白矾溶液浸泡的针晶混悬液离心，取沉淀，以"针晶混悬液"同体积的生理盐水配制成混悬液，备用。④淀粉溶液的制备：取过 200 目筛的药用淀粉，以生理盐水配制成 20% 的混悬液，备用。

上述各样品均调节 pH 值，使溶液呈中性（pH = 7.0）。

（2）口尝法比较半夏炮制前后刺激性　取半夏炮制前后的样品粉末（5～10mg）分别置于舌尖前1/3处，轻轻咀嚼约10秒，吐掉。30秒至1分钟后感觉无刺痛感和口舌肿胀麻木感，取纯针晶少量（1～2mg），白矾浸泡针晶的沉淀少量，按照炮制粉末的口尝方式进行，口尝的实验按照清半夏、白矾溶液浸泡过的针晶的沉淀、生半夏、纯针晶顺序进行。生半夏、纯针晶因均会产生强烈的刺痛麻辣感，进行口尝实验时，需等到前一种样品麻辣感消失后再进行另一种样品的口尝实验。

（3）半夏炮制品和针晶对家兔结膜的刺激性实验　将体重约1.5kg的健康家兔固定在兔笼，将各样品混悬液滴加到各兔左眼中，兔右眼作为对照，滴加20%的淀粉混悬液。每只眼2滴，轻轻闭合上下眼睑，注意不要使药液溢出，轻揉，使药液与眼结膜充分接触，3分钟后，用生理盐水30～40ml冲洗眼睛至眼中无任何异物，半小时后比较眼结膜的变化情况，并根据以下标准进行评分（表3-4），无刺激0～2分，轻度刺激3～5分，中度刺激6～8分，重度刺激9～10分。

表3-4　家兔眼结膜刺激程度评分标准

水肿程度	得分	充血	得分	分泌物	得分
无水肿	0	血管正常	0	无分泌物	0
轻微水肿	1	血管充血呈鲜红色	1	少量分泌物	1
明显水肿，伴部分眼睑外翻	2	血管充血呈深红色，血管不易分辨	2	分泌物使眼睑和睫毛潮湿或黏浊	2
水肿至眼睑近半闭合	3	弥漫性充血，呈紫红色	3	分泌物使整个眼区潮湿或黏浊	3
水肿至眼睑超过半闭合	4				

4. 半夏不同炮制品毒针晶的含量测定

（1）色谱条件及系统适用性试验　以十八烷基硅烷键合硅胶为填充剂，流动相0.5% KH_2PO_4-0.5mmol/L TBA（四丁基铵盐）水溶液，以磷酸调节pH值至2.0，流速0.8ml/min，检测波长210nm，柱温30℃，理论板数以草酸峰计算不低于3000。

（2）对照品溶液的制备　取水合草酸对照品约14mg，精密称定置于50ml容量瓶中，加蒸馏水溶液稀释至刻度，摇匀，使草酸浓度为0.2mg/ml，作为对照品溶液。

（3）供试品溶液的制备　分别取清半夏和生半夏样品粉末（过40目筛）约0.1g精密称定，分别置玻璃容器中，各加入3ml，蒸馏水混匀，震荡5分钟，然后置60℃水浴加热并搅拌10分钟，3000r/min离心5分钟，弃上清液，沉淀以热水洗涤2次，每次2ml，离心，弃上清液。取沉淀，加盐酸溶液（1:1）0.2ml，纯水3ml混匀，置70℃水浴加热搅拌10分钟，离心，条件同上，分离沉淀与上清液，沉淀继续用0.1mol/L盐酸，同上法置"70℃水浴加热"处理2次，每次2ml，离心，合并上清液，置10ml容量瓶，纯水定容至刻度。

（4）测定法　每个样品进样10µl按上述色谱条件测定草酸峰面积，根据标准曲线计算草酸含量并换算成草酸钙含量，草酸基准试剂分子量为126.07，针晶以草酸钙计，草酸钙（$CaC_2O_4 \cdot H_2O$），分子量为146.12。

【实验结果】

（一）半夏炮制前后毒性刺激性比较

样品组	口尝比较刺激性	家兔眼结膜刺激程度评分
半夏针晶		
清半夏		

（二）半夏不同炮制品毒针晶的含量测定

样品组	取样量（g）	毒针晶含量（%）
生半夏		
清半夏		

【注意事项】

（1）半夏鲜品具有较强的刺激性，在提取针晶时要戴橡胶手套操作。因针晶中含有蛋白类成分，对针晶进行干燥时要低温操作，温度一般不要超过40℃。

（2）四丁基氢氧化铵为强碱性溶液，配制流动相时，注意防护，家兔眼结膜实验时，样品溶液应采用生理盐水配制，且要注意调节样品溶液的pH近中性，样品溶液再滴入兔眼前要充分振摇混匀，尤其是针晶混悬液、生半夏粉末混悬液、炮制品粉末混悬液要充分混悬，滴入的药液量以及冲洗时生理盐水用量每个家兔的眼睛要保持一致，以便可以平行比较实验结果。

【思考题】

（1）半夏炮制前后针晶含量、家兔眼结膜刺激性实验及显微观察、口尝等结果，说明半夏炮制意义？

参考答案

（2）为何测得的草酸钙含量可以代表半夏中针晶的含量？

（3）白矾能使半夏中的针晶含量下降，分析其原因？

实验十四 制霜对巴豆成分的影响

【实验目的】

1. 掌握 制霜的炮制方法及对药物的影响。

2. 了解 通过巴豆制霜前后脂肪油的含量测定实验，说明巴豆炮制的意义。

【前期准备工作】

1. 实验材料的准备 蒸制工具、压榨工具、研钵、纱布；巴豆饮片。加热源的调试。

2. 实验器具的准备 所有制霜用具及容量器皿等一律刷洗干净备用。

【实验原理】

（1）巴豆毒性成分是其所含的毒性蛋白及脂肪油，巴豆制霜可以去除一部分脂肪油，加热可以破坏毒性蛋白，从而使其毒性降低。

（2）采用高效液相色谱法，对其有效成分巴豆苷进行含量测定，以保证巴豆霜临床使用安全有效。

【实验方法】

1. 巴豆霜的炮制 取巴豆，去壳。取净巴豆仁，碾成泥状，布包严，蒸至上大气30分钟。取出，压榨去油，再蒸再压。如此反复几次，至药物松散成粉末，不再粘结成饼为度。或取净巴豆仁碾细，测定脂肪油含量，加适量淀粉稀释，使脂肪油含量符合规定，混匀，即得。

2. 巴豆制霜前后脂肪油及巴豆苷的含量测定

（1）脂肪油的含量测定 取本品约5g，精密称定，置索氏提取器中，加乙醚100ml，加热回流提取（6～8h）至脂肪油提尽，收集提取液，置已干燥至恒温的蒸发皿中，在水浴上低温蒸干，在100℃干燥1小时，置于干燥器中，冷却30分钟，精密称定，计算，即得。以干燥品计，巴豆制霜前后含脂肪油的百分含量。

（2）巴豆苷的含量测定 ①色谱条件与系统适用性试验：以十八烷基硅烷键合硅胶为填充剂；以乙腈－甲醇－水（1∶4∶95）为流动相；检测波长为292nm。理论板数按巴豆苷峰计算应为不低于5000。②对照品溶液的制备：取巴豆苷对照品适量，精密称定，加水制成每1ml含60μg的溶液，即得。③供试品溶液的制备：取本品约0.15g，精密称定，置索氏提取器中，加乙醚50ml，加热回流3小时，弃去乙醚液，药渣挥干溶剂，连同滤纸筒移入具塞锥形瓶中，精密加入水50ml，称定重量，超声处理（功率300W，频率24kHz）20分钟，放冷，再称定重量，用水补足减失的重量，摇匀，滤过，即得。④测定法：分别精密吸取对照品溶液与供试品溶液各10μl，注入液相色谱仪，测定，即得。以干燥品计，巴豆制霜前后含巴豆苷的百分含量。

【实验结果】

巴豆制霜前后脂肪油及巴豆苷的含量测定

样品组	样品取样量（g）	脂肪油含量（%）	巴豆苷含量（%）
生巴豆			
巴豆霜			

【注意事项】

（1）制备巴豆霜时要注意对操作者的保护，应戴口罩、手套。

（2）加入乙醚量不得超过烧瓶的 2/3。挥发乙醚时，水浴温度以 40℃ 为宜，温度太高，易溢出。蒸发皿必须将乙醚在水浴上完全挥尽后，才能放入烘箱内。

【思考题】

（1）巴豆制霜方法有哪些？如何进一步改进制霜方法？

（2）如何控制巴豆霜的质量？

参考答案

第四章 中药炮制学设计性实验

中药炮制学设计性实验有别于中药炮制学传统实验和综合性实验，设计性实验体现在该实验是由教师指定实验项目的范围、实验目的和实验要求，由学生自行设计实验方案、确定实验条件、选择实验器材、加以实施并对结果进行综合分析处理。中药炮制设计性实验不仅要求学生综合多学科知识和多种实验原理、方法、手段来设计实验方案，还要求学生运用已有的专业知识去发现、分析和解决问题。其目的在于培养学生掌握科研设计实验的方法和步骤，激发学生学习的主动性、创造性，提高学生自主学习能力、认识能力，培养中医药科研思维，开拓学生的创新意识。

设计性实验的准备和实施：

1. 中药炮制相关文献查阅及实验项目综述撰写 通过查阅《中国药典》、各地《炮制规范》、查阅文献资料，撰写炮制研究进展综述，分析相关的炮制工艺、饮片质量评价、炮制化学和药理、炮制缓性、增效原理、临床应用的现状及发展趋势，找出存在的问题，明确研究目标，为实验方案设计奠定基础。

2. 分组制订设计性实验方案 在综合整理相关文献的基础上，分组，根据设计实验的要求及查阅资料的情况，并应用所学习的中药学专业知识围绕实验目标拟定和完善实验方案，论证方案的可行性，分析实验中可能出现的各种问题，形成实验方案（初稿），以小组方式汇报实验方案。教师组织学生听取汇报，并针对方案设计的科学性、可行性、合理性、完整性、操作性等相关问题进行引导性的评价，学生根据教师的评价对方案进行修订，完成实验研究方案（修订稿）。此项工作以学生为主体，指导教师参与共同确定方案，各小组根据选定的实验课题研读相关文献资料，复习相关基础知识和实验技能，设计实验方案，然后各小组与指导教师共同讨论，确定合理可行的实验方案，作为实验研究的依据。各组撰写的设计性实验方案报告应包括以下几方面。①课题名称：每个小组依据本小组需要拟解决的问题及拟采用的方法，并拟定题目。②立题依据：包括炮制理论依据和实验依据两部分内容，主要说明做该实验研究的原因，采用该方法能达到实验目标的原因。③实验目的：即本次实验拟解决的问题或应达到的目的，应注意目的不能过多，以 1~3 个实验目的为宜，并且通过选择的实验方法能够达到目标。④实验原理：主要简述实验所采用的方法和手段的科学依据。⑤实验材料：包括药材来源、试剂、试药、仪器、材料、对照品和对照物质等。⑥实验方法及操作步骤：为设计方案中的重点；如选择的题目涉及炮制工艺的优选，则应包括炮制方法的优选，要考虑各炮制工艺条件的因素和水平如何选择，确定关键工艺技术参数的因素及水平；质量评价指标的选择应考虑多指标综合评价，包括传统性状和化学成分等。⑦数据处理：对检测的结果进行必要的数据处理，如含量计算、方差分析、综合评分等。⑧注意事项：为保证实验结果的准确、可靠，实验过程中需要注意的事项均在这里列出。⑨参考文献：主要列出本实验设计用到的文献，需要给出电子版便于查证。

3. 实验实施

（1）准备 学生依据实验方案（修订稿），向教学实验室管理部门提交所需试药和实验物品的清单，预订使用实验室和大型仪器的时间。

（2）实验 学生按照实验方案进行实验，并作好原始记录；根据实验的实际情况及出现的问题，及时与教师沟通，调整优化实验方案（终稿）。

（3）注意 ①实验中应按照设计要求进行全程认真的观察，并及时准确全面地记进行录；②如发现预期之外的情况，可按原设计进行必要调整；③对实验结果必须进行全面地整理分析，对实验数据必须按统计学要求进行准确地处理。

4. 总结实验结果，完成实验报告 学生根据原始记录，分析、归纳、整理实验数据，讨论实验结果、实验中遇到的主要问题及自己认为的解决办法，并撰写实验报告。实验报告撰写要求：①检查设计性实验是否按设计要求完成，如未完成，应客观地、实事求是地找出原因，共同讨论实验结果的可信度；②实验结论应符合逻辑，是由实验结果推导而来，不能轻易下结论，以养成科学严谨的科研素质；认真讨论实验的经验教训，心得体会；③实验结果无论是符合预期还是与预期不符甚至相反，均需实事求是地分析讨论。

5. 实验分析与总结 同组同学对实验整个过程进行自我评价，指导教师从学生的实验原始记录、实验报告中找出普遍存在的问题进行集中分析，并对实验方案的合理性、实验操作的正确性及论文的写作情况等进行评价总结。

实验一　黄精酒蒸综合设计性实验

【实验目的】

1. 掌握 黄精酒蒸实验设计的目的及意义；黄精酒蒸的炮制方法和操作要领。掌握文献检索及科研论文的撰写方法；提高学生在实际工作中分析和解决问题的能力。

2. 了解 通过分组，使学生自主进行文献查阅、实验设计和研究工作，培养学生自主学习、团队合作及协作的精神，培养学生动手科研的能力。

【前期准备工作】

1. 实验材料的准备 蒸锅，铁锅，锅铲，量筒，烧杯，搪瓷盘，切刀，台秤，药筛，簸箕，蒸帘，黄酒，黄精药材或饮片。加热源的调试。

2. 实验器具的准备 所有用具及容量器皿等一律刷洗干净备用。

【实验原理】

黄精中的黏液质正是属于水溶性多糖，炮制过程中黄精中的水溶性多糖随水蒸气而溶解流失，使黏液质大量被除去，同时也达到了消除刺激咽喉副作用的炮制目的。

【实验设计指导】

1. 炮制方法 取净黄精，加黄酒拌匀，置蒸制容器内，隔水蒸透，或密闭隔水炖至酒被吸尽色泽黑润，口尝无麻味时，取出，稍晾，切厚片，干燥。

2. 黄精多糖含量测定方法的建立 学生需查阅文献，设计建立黄精多糖含量测定的方法。

3. 黄精酒蒸单因素实验和正交实验 选取黄精蒸制时间、蒸制次数、黄酒用量作为考察因素，进行单因素考察和正交实验设计，三个因素分为三个水平，各因素水平如下（表4-1）。分别取黄精100g，加黄酒闷润，置于蒸锅内隔水蒸，进行工艺考察，优选出酒黄精常压蒸制的最佳炮制工艺。A因素为蒸制时间（h），B因素为蒸制次数（次），C因素为黄酒加入量（%）。

表4-1　正交实验因素水平表

水平	A因素 蒸制时间（h）	B因素 蒸制次数（次）	C因素 黄酒加入量（%）
1			
2			
3			

4. 正交设计优选黄精酒蒸的最佳条件　统计各批次的实验测定数据，填入表中（表4-2）。

表4-2　黄精酒蒸最佳工艺正交表（n=3）

实验号	蒸制时间（h）	蒸制次数（次）	黄酒加入量（%）	黄精多糖含量	外观性状	综合评分
1						
2						
3						
4						
5						
6						
7						
8						
9						

5. 最佳工艺优选　根据正交设计结果进行数据分析，优选最佳工艺参数。

【实验结果】

（1）所制酒黄精呈不规则的厚片；表面棕褐色至黑色，有光泽，中心棕色至浅褐色，可见筋脉小点；质较柔软。味甜，微有酒香气。

（2）筛选出最优工艺参数。

【注意事项】

（1）学生应按照实验方案进行实验，并做好原始记录。同时要根据实验的实际情况，及时与指导教师沟通，调整优化实验方案。

（2）实验完成后，学生应对实验结果进行整理、总结、分析，形成实验报告。实验报告应如实反映实验过程，要分析实验结果的可信度，讨论实验结果所体现出的中药炮制的科学内涵。

（3）药物加入酒拌匀闷润过程中，容器上应加盖，以免酒挥发。蒸制过程中一般先用武火，待"圆汽"后改为文火，保持锅内有足够的蒸汽即可。但在非密闭容器内酒蒸时，要先用文火，防止酒很快挥散出去，达不到酒蒸的目的。蒸制时要注意火候，若时间太短则达不到炮制目的，若蒸得过久，则影响药效，有的药物可能"上水"难于干燥。

【思考题】

（1）说明药物蒸制的目的。

（2）在蒸制过程中应注意什么？有何体会？

参考答案

实验二 何首乌黑豆汁蒸制综合设计性实验

【实验目的】

1. **掌握** 中药炮制综合设计性实验的目的、要求与思路；文献查阅的方法、文献综述和科研论文的撰写方法。何首乌的炮制方法、原理及意义。

2. **了解** 通过分组开展各项实验设计和研究工作，培养学生的团队合作精神及协作意识。提高学生对中药知识的综合应用能力，分析和解决问题的能力。

【前期准备工作】

1. **实验材料的准备** 蒸锅，铁锅，锅铲，量筒，烧杯，搪瓷盘，切刀，台秤，药筛，簸箕，蒸帘，黑豆，何首乌药材或饮片。加热源的调试。

2. **实验器具的准备** 所有用具及容量器皿等一律刷洗干净备用。

【实验原理】

（1）中药炮制理论认为，生何首乌具有泻下作用，经蒸制达到合格状态后产生补益作用，所谓"生熟异治"。

（2）何首乌蒸制过程中，具有致泻作用的结合蒽醌含量随着蒸制时间延长而减少，游离蒽醌开始增加，使致泻作用减弱。制首乌的磷脂类成分和糖的含量增加，卵磷脂为构成神经组织，特别是脑脊髓的主要成分，具有良好的滋补作用。

【实验设计指导】

1. **炮制方法** 取生首乌片或块，用黑豆汁拌匀，润湿，置非铁质的蒸制容器内，密闭隔水炖至汁液吸尽，药物呈棕褐色时，取出，干燥。用黑豆汁拌匀后蒸，至内外均呈棕褐色，取出，干燥。每100kg何首乌片或块，用黑豆10kg。黑豆汁制法取黑豆10kg，加水适量，煮约4小时，熬汁约15kg，豆渣再加水煮约3小时，熬汁约10kg，合并得黑豆汁约25kg。

2. **检查** 根据《中国药典》（2020年版）相关要求测定水分、总灰分。

3. **浸出物测定** 照《中国药典》（2020年版）醇溶性浸出物测定法项下的热浸法测定，用乙醇作溶剂。

4. **有效成分含量测定**

（1）二苯乙烯苷含量测定 避光操作，照《中国药典》（2020年版）何首乌药材含量测定项下的方法测定。色谱条件与系统适用性试验，以十八烷基硅烷键合硅胶为填充剂；以乙腈 – 水（25∶75）为流动相；检查波长为320nm。理论板数按 $2,3,5,4'$ – 四羟基二苯乙烯 $-2-O-\beta-D-$ 葡萄糖苷峰计算应不低于2000。

①对照品溶液的制备：取 $2,3,5,4'$ – 四羟基二苯乙烯 $-2-O-\beta-D-$ 葡萄糖苷对照品适量，精密称定，加稀乙醇制成每1ml含0.2mg的溶液，即得。

②供试品溶液的制备：取本品粉末（过四号筛）约0.2g，精密称定，置具塞锥形瓶中，精密加入稀乙醇25ml，称定重量，加热回流30分钟，放冷，再称定重量，用稀乙醇补足减失的重量，摇匀，静置，上清液滤过，取续滤液，即得。

③测定法：分别精密吸取对照品溶液与供试品溶液各10μl，注入液相色谱仪，测定，即得。

（2）游离蒽醌含量测定 照《中国药典》（2020年版）高效液相色谱法测定。色谱条件与系统适用性试验，以十八烷基硅烷键合硅胶为填充剂；以甲醇 – 0.1%磷酸溶液（80∶20）为流动相；检测波长为 254nm。理论板数按大黄素峰计算应不低于 3000。

①对照品溶液的制备：取大黄素对照品、大黄素甲醚对照品适量，精密称定，加甲醇分别制成每 1ml 含大黄素 80μg、大黄素甲醚 40μg 的溶液，即得。

②供试品溶液的制备：取本品粉末（过四号筛）约 1g，精密，称定，置具塞锥形瓶中，精密加入甲醇 50ml，称定重量，加热回流 1 小时，取出，放冷，再称定重量，用甲醇补足减失的重量，摇匀，滤过，取续滤液，即得。

③测定法：分别精密吸取对照品溶液与供试品溶液各 10μl，注入液相色谱仪，测定，即得。

【实验结果】

（1）制何首乌本品呈不规则皱缩状的块片，厚约 1cm。表面黑褐色或棕褐色，凸凹不平。质坚硬，断面角质样，棕褐色或黑色。气微，味微甘而苦涩。

（2）制何首乌水分不得过 12.0%，总灰分不得过 9.0%，醇溶性浸出物不得少于 5.0%，苯乙烯苷不得少于 0.70%，游离蒽醌以大黄素和大黄素甲醚总量计，不得少于 0.10%。

【注意事项】

（1）每组同学可选定本实验项下的单一研究方向进行实验设计，所设计的实验方案需合理可行，注意细节性及可操作性，需附有相应的文献资料作为支撑材料。

（2）实验方案中的工艺、质量、药效等评价指标，应充分体现与何首乌生制品的功能主治相一致的原则。

【思考题】

（1）请简述中药炮制研究的方法与思路。

（2）请阐述实验过程中的注意事项。

参考答案

实验三　蒲黄炒炭工艺优选及其"炒炭存性"科学内涵设计性实验

【实验目的】

1. 掌握　蒲黄"炒炭存性"研究实验设计的目的及意义。

2. 了解　影响中药特征图谱研究过程中的关键因素，为学生对中药饮片质量标准的研究奠定基础。

【前期准备工作】

1. 实验材料的准备　炒锅、炒药铲、药筛、簸箕、刷子、容量瓶、超声仪、紫外分光光度计、温度计或红外测温仪、高效液相色谱仪、电子天平、搪瓷盘、小盆；蒲黄；没食子酸对照品；磷钼钨酸、甲醇（色谱纯）、乙腈（色谱纯）；加热源的调试。

2. 实验器具的准备　所有炒制用具及容量器皿等一律刷洗净备用。

【实验原理】

（1）"炒炭存性"是中药饮片炭药的质量标准与炮制要求，是保证炭药临床疗效的核心。要求炭药既能辨认其形状，又不能完全炭化，要保留药材原有的特性。

（2）鞣质具有收敛止血作用，文献研究表明蒲黄炒炭后其鞣质含量会发生改变。因此以鞣质含量作为筛选蒲黄炒炭工艺的评价指标具有科学性。HPLC 特征图谱可从整体上反映药材化学成分信息，在一定程度上揭示药材炮制前后化学成分变化规律，本实验采用 HPLC 特征图谱初步阐释蒲黄炒炭前后化学成分变化。

【实验设计指导】

1. 蒲黄中鞣质含量测定方法　没食子酸对照品溶液配制及标准曲线的绘制：取没食子酸适量，精密称定，置于100ml 的棕色容量瓶中，加水制成 51.1μg/ml 的没食子酸对照品溶液。精密量取对照品溶液 0.1ml、0.5ml、1.0ml、2.0ml、3.0ml、4.0ml、5.0ml，分别置于25ml 棕色容量瓶中，分别加入磷钼钨酸溶液 1ml，再各加水12ml、11.9ml、11.5ml、11ml、10ml、9ml、8ml、7ml，用29%的 Na_2CO_3 溶液稀释至刻度，摇匀，放置 30 分钟，在 760nm 处测定吸光度值，以没食子酸浓度为横坐标，吸光度值为纵坐标，绘制标准曲线。

供试品溶液的制备：取各产地的蒲黄生品及蒲黄炭粉末 1g，平行取样各 5 份，精密称定，置于100ml 棕色容量瓶中，加 80ml 水放置过夜，超声处理 10 分钟，放冷，用水稀释至刻度，摇匀，滤过，弃去初滤液，精密量取续滤液 40ml，置于 100ml 棕色容量瓶中，用水稀释至刻度，摇匀，即得。

2. 蒲黄炒炭最佳工艺优选　基于文献调研的基础上，以蒲黄鞣质含量作为指标，考察蒲黄炒炭过程中的两个关键因素，即炮制温度和炮制时间，分别进行单因素实验，优选蒲黄炒炭最佳工艺。将不同炮制工艺所得蒲黄炭中鞣质含量填入"实验结果"下方相应表中。

3. 蒲黄饮片最佳特征图谱色谱条件的建立　最佳色谱条件的选择：考察甲醇 – 水、乙腈 – 水等不同流动相条件，0.8ml/min、1.0ml/min、1.2ml/min 不同的流速，采用 DAD 全波长扫描法确定最佳检测波长，研究不同色谱条件对色谱行为的影响，确定最佳色谱条件。

（1）供试品溶液的制备　取浓度分别为 30%、50%、70%、100%的甲醇，乙醇等不同溶剂各25ml，密塞，称定重量，超声提取 30 分钟后，放冷，密塞，再称定重量，以相应溶剂补足减失的重量，摇匀，滤过，取续滤液，以微孔滤膜（0.45μm）滤过，即得。将各供试品溶液注入液相色谱仪，考察不同提取溶剂对特征图谱的影响。

（2）精密度实验　取最佳提取溶剂提取的供试品溶液 10μl，连续进样 6 次，计算各样品共有峰峰面积 RSD% 值，以考察仪器的精密度。

（3）稳定性实验　取最佳提取溶剂提取的供试品溶液 10μl，分别于 0h、2h、4h、6h、8h、12h、24h 内进样分析，计算各样品共有峰峰面积 RSD% 值，以考察供试品溶液的稳定性。

（4）重复性实验　取同一批次的样品分成 6 份，按"供试品溶液的制备"制成供试品溶液，注入液相色谱仪，计算各样品共有峰峰面积 RSD% 值，以考察方法的重复性。

4. 蒲黄生品和蒲黄炭的指纹图谱分析　将全班各组炒制的蒲黄炭样品和生蒲黄样品制成供试品溶液，分别注入液相色谱仪，将各组样品色谱图导入指纹图谱相似度软件，统计各批次实验测定数据，填入"实验结果"下方相应表中，并进行分析。

5. 数据统计分析　通过主成分分析和量比关系分析生蒲黄和蒲黄炭中主要的化学成分组成及各色谱峰所占有的比例，从化学成分组成上分析蒲黄炒炭存性的科学性。

【实验结果】

（一）不同炮制温度对蒲黄炭中鞣质含量的影响

蒲黄炒炭最佳温度考察

温度（℃）	鞣质含量（mg/g）
100	
120	
140	

（二）不同炮制时间对蒲黄炭中鞣质含量的影响

蒲黄炒炭最佳时间考察

时间（min）	鞣质含量（mg/g）
1	
2	
3	

（三）生蒲黄各样品共有峰峰面积

峰号	峰面积			
	样品 1	样品 2	样品 3	……
1				
2				
3				
…				
RSD%				

（四）蒲黄炭各样品共有峰峰面积

峰号	峰面积			
	样品 1	样品 2	样品 3	……
1				
2				

续表

峰号	峰面积			
	样品1	样品2	样品3	……
3				
…				
RSD%				

【注意事项】

（1）学生应依据实验方案，向实验室管理部门（实验中心）提交所需试药和实验物品的清单，预订分析仪器的使用时间。

（2）学生应按照实验方案进行实验，并做好原始记录。同时要根据实验的实际情况，及时与指导教师沟通，调整优化实验方案。

（3）实验报告应如实反映实验结果，并按科研论文格式进行撰写。

【思考题】

（1）为何要以鞣质作为蒲黄炭止血功效的指标性成分？

（2）蒲黄炒炭为何要用中火加热，炮制过程中有哪些注意事项？

参考答案

实验四　白术麸炒工艺优选及其炮制 "减酮减燥、增酯增效" 科学内涵设计性实验

【实验目的】

1. 掌握　白术麸炒降低燥性的传统炮制理论及白术麸炒前后饮片中苍术酮、白术内酯等含量的测定方法。

2. 了解　白术麸炒过程中影响其饮片质量的关键因素。

【前期准备工作】

1. 实验材料的准备　炒锅、炒药铲、药筛、簸箕、刷子、容量瓶、超声仪、锥形瓶、电子天平、60 目药筛、粉碎机、红外测温仪、高效液相色谱仪、高速冷冻离心机、酶标仪、电子秤、移液管、搪瓷盘、小盆、代谢笼；大黄、白术、麦麸；苍术酮、白术内酯Ⅰ、白术内酯Ⅲ对照品；胃泌素（GAS）、血管活性肠肽（VIP）酶联免疫吸附试剂盒；色谱纯甲醇、乙腈等。加热源的调试。

2. 实验器具的准备　所有炒制用具及容量器皿等一律刷洗干净备用；实验动物的饲养。

【实验原理】

（1）苍术酮为白术的主要挥发油成分之一，亦是白术产生燥性的主要成分。在炮制过程中受热不稳定，可转化为白术内酯类成分。

（2）内酯类化合物是白术的另一主要活性成分，入体内具和胃消导之功，以增强健脾之效。

【实验设计指导】

1. 白术内酯Ⅰ、白术内酯Ⅲ、苍术酮含量测定方法　色谱条件与系统适用性实验：以十八烷基硅烷键合硅胶为填充剂；白术内酯Ⅰ、白术内酯Ⅲ的流动相为甲醇 – 水（60∶40），检测波长为 220nm；苍术酮的流动相为甲醇 – 水（95∶5），检测波长 220nm，其他条件相同。

（1）对照品溶液的制备　精密称取白术内酯Ⅰ、白术内酯Ⅲ、苍术酮对照品适量，加甲醇分别制成每 1ml 含白术内酯Ⅰ 10.256mg、白术内酯Ⅲ 0.216mg、苍术酮 1.951mg 的对照品溶液。

（2）供试品溶液的制备　取白术样品适量，粉碎，过 60 目筛，精密称定 2.00g，置于具塞锥形瓶中，精密加入甲醇 20ml，称定质量，超声 30 分钟，放凉，称重，用甲醇补足减失质量，摇匀，静置，取上清液过 0.45μm 滤膜，供测定。同法制备麸炒白术供试品并进行测定。

2. 白术麸炒炮制工艺优选　选取麦麸用量、炒制温度、炒制时间作为考察因素，三个因素分为三个水平，各因素水平如下（表 4 – 3）。分别取白术生品 100g，加适量麦麸，按麸炒法，进行工艺考察，优选出白术麸炒的最佳炮制工艺。A 因素为麦麸用量（g），B 因素为炒制温度（℃），C 因素为炒制时间（min）。统计各批次实验测定数据，填入下表中。

表 4 – 3　正交实验因素水平表

水平	A 因素	B 因素	C 因素
	麦麸用量（g）	炒制温度（℃）	炒制时间（min）
1			
2			
3			

3. 白术麸炒对苍术酮、白术内酯Ⅰ、白术内酯Ⅲ含量测定　按本实验的实验方法中的色谱条件和

对照品溶液、供试品溶液制备样品进行测定。并将实验结果填入相应表中。

4. 两种白术饮片的混悬液制备 将白术生品和麸炒品饮片粉碎，过 120 目筛，加入药材 2 倍体积的纯净水，制成含生药 0.2g/ml 的白术混悬液。

5. 实验动物分组 取 SD 大鼠 30 只，随机分成 3 组，每组 10 只，分别为空白对照组（A）、生品利尿组（B）、麸炒品利尿组（C）。

6. 白术生品和麸炒品对大鼠尿量的影响 将各组大鼠放入代谢笼中，实验前 10 小时禁食不禁水，记录 4 小时的累积尿量，白术生品和麸炒品组均按 0.02ml/ml 给予白术生品、麸炒品混悬液。

7. 白术生品、麸炒品对脾虚大鼠血清中胃肠激素胃泌素（GAS）、血管活性肠肽（VIP）含量的影响

（1）大黄提取液的制备 取大黄生品饮片适量，加入 12 倍量的纯净水浸泡半小时，煎煮 2 次，每次 10 分钟，过滤，合并两次提取液，浓缩成含生药 2.0 g/ml 的大黄提取液。

（2）造模 取 SD 大鼠若干只，按 0.02ml/g 每日灌服大黄水提液，15 天后出现便溏、少动、毛发枯涩、消瘦等类似脾虚症状的大鼠视为造模成功。

（3）分组 取正常大鼠 10 只，作为空白组（A）。另取造模成功的大鼠 30 只，随机分为三组，每组 10 只，分别为模型组（B）、白术生品脾虚治疗组（C）、麸炒白术脾虚治疗组（D）。

（4）给药 白术生品和炮制品组均按 0.02ml/g 灌胃给药，2 次/天，给药时间持续 1 周；空白组和模型组均用同等体积的生理盐水灌胃，1 次/天。末次给药前禁水 24 小时，以眼眶取血法取血 2ml，于 10000 r/min 条件下离心 10 分钟，取上层清液至 EP 管中。用 ELISA 试剂盒测定血清中胃肠激素胃泌素（GAS）、血管活性肠肽（VIP）的含量。记录实验数据并填入"实验结果"相应表中。

8. 数据统计分析 所有实验数据均应进行统计学分析。分析白术麸炒前后苍术酮，白术内酯Ⅰ、白术内酯Ⅲ含量变化及白术生品和麸炒品对脾虚大鼠的治疗作用有无显著性差异。

【实验结果】

（一）不同炮制工艺对白术中白术内酯Ⅰ、白术内酯Ⅲ含量的影响

各组麸炒白术中白术内酯Ⅰ、白术内酯Ⅲ的含量

实验号	麦麸用量（g）	炒制温度（℃）	炒制时间（min）	白术内酯Ⅰ含量（%）	白术内酯Ⅲ含量（%）	综合评分
1						
2						
3						
4						
5						
6						
7						
8						
9						

（二）白术麸炒前后对苍术酮、白术内酯Ⅰ、白术内酯Ⅲ含量的影响

生白术和麸炒白术中各化学成分含量测定结果

组别	苍术酮	白术内酯Ⅰ	白术内酯Ⅲ
生品组			
麸炒组			

（三）白术麸炒前后对大鼠尿量及血清中 GAS、VIP 含量的影响

各给药组大鼠尿量及血清中 GAS、VIP 含量

组别	尿量（mL）	胃泌素（GAS）（ng/L）	血管活性肠肽（VIP）（ng/L）
空白组（A）			
模型组（B）			
白术生品组（C）			
麸炒白术组（D）			

【注意事项】

（1）麸炒白术要用中火充分预热炒锅，以麸下烟起为度。

（2）加麸量要适中，量少烟雾不足，达不到熏炒目的；量多则造成浪费。

（3）在进行对照品溶液配制时应按有关规定进行操作，先使对照品溶解再定容。

（4）实验报告应如实反映实验结果，并按科研论文格式进行撰写。

【思考题】

（1）请查阅相关文献资料，试述评价健脾功效的指标除了胃泌素、血管活性肠肽之外，还有哪些常见指标？

（2）试述白术麸炒减燥增效的科学内涵。

参考答案

第五章 中药饮片企业见习

一、见习目的

通过中药饮片企业见习（实习），使学生掌握中药饮片生产的工艺设计、生产、包装、储运以及质量控制等过程，增强学生对中药饮片企业在生产、质量、仓储、设备选型等方面的感性认识，要求学生掌握常见中药饮片的炮制产业化生产过程以及中药饮片质量标准判定，熟悉中药仓储管理相关要求，进一步深化课堂理论教学内容，培养学生理论联系实践的能力和实际操作能力。

二、见习内容

1. 参观见习生产区

（1）了解中药饮片生产企业的厂区设计（例如厂区的选择、厂房的设计和要求、车间设计和要求等）、厂房车间布局以及厂房的安全卫生和环境保护设计要求。根据《药品生产质量管理规范》（GMP）要求而制定的生产工艺流程和岗位操作规程和《中药饮片GMP认证检查项目》的基本要求，了解《危险化学品安全管理条例》相关规定，以及饮片生产企业的消防、安全、电力配备、污水处理等相关知识。

（2）了解中药饮片的生产过程。了解毒性中药饮片和直接口服中药饮片生产控制情况。

（3）重点了解各岗位的生产前准备、生产操作、质量控制及物料平衡等内容；包括中药净制、切制、炒制、炙制、煅制与蒸、煮、燀制等关键岗位操作技术，各种炮制方法的主要工艺流程与岗位操作规程，相关中药饮片生产的常用设备构造、性能以及操作规程、要点和注意事项。

（4）了解中药饮片生产企业自然干燥及人工干燥方式。

2. 参观见习仓储区 了解中药饮片生产企业的物料管理、储运管理、中药材及中药饮片的养护等知识。了解中药材和中药饮片的入库检验和成品出库检验方法。

3. 参观见习质控中心 了解企业质量管理及质量控制的基本情况，熟悉企业质量标准制订和检验操作规程等内容，熟悉检品的取样及留样观察制度。熟悉相关仪器分析设备，熟悉检验报告的格式和正确填写方法。掌握对检品进行的杂质检查、水分测定、灰分测定、浸出物测定、有效成分测定、有毒成分测定、有害成分测定等方法，包括原料药的品种鉴定、成品和半成品检验操作，按照国家中药饮片标准或企业的内控标准对原辅包材和中药饮片的质量进行判定。

三、见习方案

见习指导教师负责拟定见习计划；选择有一定条件或具有代表性的中药饮片加工企业作为见习（实习）单位。实训内容由各院校根据教学计划并结合实际条件，选取必要的见习（实习）项目进行训练。见习结束后，撰写见习小结并组织一次班级交流。

1. 见习方式 集中分组到通过GMP认证的中药饮片企业见习。

2. 见习时间 中药炮制课程授课期间或假期，时间为1~2周，有条件者可安排1个月。见习（实习）结束后，应及时提交见习报告，包括见习体会、意见或建议等内容。